Dein Körper, deine Regeln:

Ein Leitfaden zur Überwindung von Schlaflosigkeit bei chronischer Krankheit

Der Makellose Dave

Inhaltsverzeichnis

Einführung

In einer Welt, in der die beruhigende Dunkelheit zum ungebetenen Eindringling wird. Wo die stillen Nachtstunden nicht von Träumen erfüllt sind, sondern von Unbehagen und Leiden geplagt werden. Das ist es, was unzählige Menschen mit chronischen Krankheiten durchmachen. Schlaflosigkeit, der schwer fassbare Feind des Schlafs, wird häufig zu einem ständigen, ungebetenen Begleiter auf ihrem Weg.

Anhaltende Gesundheitsprobleme, auch chronische Krankheiten genannt, können das Leben drastisch beeinträchtigen und gehen auf komplexe und oft lähmende Weise mit Schlaflosigkeit einher. Es ist ein Teufelskreis: Die Qualen, das Unbehagen oder der psychische Stress einer chronischen Krankheit können Ihren Schlaf unterbrechen, und Schlafmangel kann wiederum die Krankheitssymptome verschlimmern.

Dieses Buch dient Ihnen als Kompass durch dieses schwierige Terrain. Wir werden uns mit der verflochtenen Beziehung zwischen chronischer Krankheit und Schlaflosigkeit befassen, die Grundursachen identifizieren und praktische Ratschläge geben, die Ihnen helfen, wieder besser schlafen zu können. Ob Sie nun mit den ständigen Schmerzen einer Arthritis, der Kurzatmigkeit eines Asthmas oder den verborgenen Problemen eines psychischen Problems zu kämpfen haben, um Trost zu finden, ist es entscheidend zu verstehen, wie sich diese auf Ihren Schlaf auswirken.

Gemeinsam erforschen wir die Wissenschaft des Schlafs, untersuchen die Auswirkungen von Schlafmangel auf chronische Erkrankungen und erlernen verschiedene Strategien zur Verbesserung Ihrer Schlafqualität.

Die Folgen von Schlafmangel für chronische Krankheiten

Schlaf ist der angeborene Heilungsmechanismus des Körpers. In diesen lebenswichtigen Stunden erholt sich unser Körper, stärkt sein Immunsystem und verarbeitet Erinnerungen. Für Menschen mit chronischen Krankheiten ist Schlaf sogar noch wichtiger. Er hilft bei der Schmerzlinderung, Entzündungshemmung und Stimmungsstabilisierung.

Wenn der Schlaf schwer zu finden ist, wird die Fähigkeit des Körpers, sich zu erholen und optimal zu funktionieren, beeinträchtigt. Chronischer Schlafmangel kann eine Reihe von negativen Auswirkungen auslösen, darunter:

- Verschlimmerung der Symptome: Schlafmangel kann Schmerzen, Müdigkeit und andere Symptome chronischer Erkrankungen erheblich verstärken.
- Verminderte Immunreaktion: Schlaf ist entscheidend für die Gesundheit des Immunsystems. Schlafmangel kann Sie anfälliger für Infektionen machen und die Heilung verzögern.
- Kognitive Schwierigkeiten: Schlafmangel führt oft zu Konzentrationsproblemen, Gedächtnislücken und einem Rückgang der Problemlösungsfähigkeiten.
- Erhöhte Schmerzwahrnehmung: Untersuchungen zeigen, dass Schlafmangel die Schmerzschwelle senken und das Schmerzbewusstsein steigern kann.
- Emotionale Instabilität: Schlafmangel wird mit erhöhter Reizbarkeit, Angst und Depression in Verbindung gebracht.

Die Bedeutung des Schlafs für die allgemeine Gesundheit

Im hektischen Alltag von heute wird der Schlaf häufig von Arbeit, Familie und sozialen Verpflichtungen überschattet. Für Menschen mit chronischer Krankheit ist es jedoch kein Luxus, dem Schlaf Priorität einzuräumen, sondern unerlässlich. Erholsamer Schlaf ist der Grundstein für einen gesunden Körper und Geist.

Indem Sie Ihrem Schlaf eine Wertschätzung entgegenbringen, investieren Sie in Ihre allgemeine Gesundheit. Guter Schlaf kann:

- Verbessern Sie Ihre Lebensqualität: Verbesserter Schlaf bedeutet mehr Energie, bessere Konzentration und bessere Laune.
- Schmerzmanagement stärken: Ausreichend Schlaf kann dazu beitragen, Schmerzempfindungen zu verringern und die Schmerzbewältigung zu verbessern.
- Immunsystem stärken: Ausreichend Schlaf stärkt die Abwehrkräfte gegen Erkrankungen.
- Schärfen Sie Ihre geistige Schärfe: Erholsamer Schlaf verbessert die kognitiven Funktionen, das Gedächtnis und die Problemlösungsfähigkeiten.
- Stress abbauen: Schlaf reguliert Stresshormone und fördert Ruhe und emotionale Stabilität.

Millionen Menschen haben mit diesen Problemen zu kämpfen. Mit dem richtigen Wissen und den richtigen Ressourcen können Sie Ihren Schlaf in den Griff bekommen und Ihre Lebensqualität verbessern.

Schlaflosigkeit verstehen

Was ist Schlaflosigkeit?

Bei Schlaflosigkeit geht es nicht nur darum, nicht einschlafen zu können; es ist ein komplexer Zustand, der Ihr tägliches Leben ernsthaft beeinträchtigen kann. Stellen Sie sich vor, Sie liegen ruhelos im Bett, versuchen vergeblich, Schäfchen zu zählen und sehnen sich nach Schlaf, der einfach nicht kommen will.

Für Menschen mit chronischen Krankheiten kann Schlaflosigkeit eine zusätzliche Belastung sein, ein ständiger Kampf um eine erholsame Nacht. Es ist, als würden Ihre Gedanken rasen, obwohl Sie eigentlich nur Ruhe wollen, und Sie sind genervt, immer wieder aufzuwachen und haben Angst, dass Sie sich wieder einmal ausgelaugt fühlen.

Schlaflosigkeit äußert sich bei verschiedenen Menschen auf unterschiedliche Weise. Manche haben Probleme, zur Schlafenszeit einzuschlafen, andere wachen ständig auf und können nicht wieder einschlafen, und dann gibt es noch diejenigen, die viel zu früh aufwachen und nicht mehr schlafen können. Egal, welches Muster auftritt, es hinterlässt Sie erschöpft und nicht in Bestform.

Denken Sie daran, dass es normal ist, ab und zu eine schlechte Nacht zu haben. Aber wenn die Schlaflosigkeit anhält und Ihren Alltag beeinträchtigt, sollten Sie sich Hilfe holen und nach Möglichkeiten suchen, Ihren Schlaf wieder in den Griff zu bekommen.

Arten von Schlaflosigkeit

Schlaflosigkeit ist kein universelles Phänomen; sie äußert sich auf verschiedene Weise, jede mit ihren eigenen Merkmalen. Das Verständnis der verschiedenen Formen von Schlaflosigkeit kann dabei helfen, Ihre persönlichen Schlafprobleme zu identifizieren und wirksame Wege zu finden, sie zu bewältigen.

1. Akute Schlaflosigkeit

Stellen Sie sich akute Schlaflosigkeit als eine plötzliche Störung Ihres Schlafrhythmus vor, ähnlich einem unerwarteten Gewitter. Sie entsteht normalerweise durch unmittelbare Stressfaktoren wie drohende Arbeitsprojekte, bevorstehende Prüfungen oder plötzliche persönliche Umwälzungen. Obwohl sie Unbehagen verursachen kann, ist akute Schlaflosigkeit normalerweise von kurzer Dauer und lässt in der Regel nach, wenn der Stressauslöser behandelt wird.

2. Chronische Schlaflosigkeit

Chronische Schlaflosigkeit ist wie ein unerbittlicher Nebel, der sowohl Ihre Wach- als auch Ihre Schlafstunden beeinträchtigt. Es handelt sich um anhaltende

Schlafstörungen, die mindestens dreimal pro Woche auftreten und einen Monat oder länger anhalten. Für Menschen mit chronischen Gesundheitsproblemen kann diese Art von Schlaflosigkeit besonders belastend sein und zu einem schädlichen Kreislauf aus Unbehagen, Müdigkeit und Schlafentzug führen.

3. Einsetzende Schlaflosigkeit

Schlummerlandes feststeckt und der Zutritt hartnäckig verweigert wird. Wenn man im Bett liegt, kann man nicht einschlafen, was unglaublich entmutigend sein kann, da Angst und Ärger mit jedem tickenden Zeiger zunehmen.

4. Erhaltungsschlaflosigkeit

Wenn Sie an Durchschlafstörungen leiden, ist es so, als ob Ihr friedlicher Schlaf häufig unterbrochen wird und es jedes Mal schwierig wird, wieder einzuschlafen. Diese Form der Schlaflosigkeit kann Ihr tägliches Energieniveau stark beeinträchtigen und Sie fühlen sich erschöpft und schläfrig.

5. Frühes Erwachen am Morgen

Frühes Erwachen am Morgen oder terminale Schlaflosigkeit liegt vor, wenn Sie viel früher als beabsichtigt aufwachen und nicht wieder einschlafen können. Es ist vergleichbar mit einem frühen Wecker, der Ihre Nachtruhe stört und oft zu Gefühlen der Unruhe und des Unbehagens führt.

Wenn Sie feststellen, an welcher Art von Schlaflosigkeit Sie leiden, können Sie die zugrunde liegenden Ursachen herausfinden und gezieltere Heilmittel finden.

Häufige Symptome von Schlaflosigkeit

Schlaflosigkeit ist mehr als nur Einschlafschwierigkeiten; sie geht mit einer Reihe von Symptomen einher, die sowohl Ihren Körper als auch Ihren Geist stark beeinträchtigen können. Das Erkennen der typischen Anzeichen von Schlaflosigkeit ist der Schlüssel zur Erkennung des Problems und zur Suche nach einer Lösung.

Körperliche Anzeichen

- Ständige Müdigkeit während des Tages: Möglicherweise fühlen Sie sich ständig schläfrig und können Ihre Augen nur schwer offen halten, wenn Sie wach sein sollten.
- Anhaltende Müdigkeit: Ein ständiges Gefühl der Erschöpfung und Energielosigkeit.
- Gliederschmerzen: Schlaflosigkeit kann zu Schmerzen im ganzen Körper führen.
- Regelmäßige Kopfschmerzen: Sie leiden häufig unter Kopfschmerzen, die mit Anspannung zusammenhängen können.
- Verringerte körperliche Aktivität: Sie haben Schwierigkeiten, Ihre täglichen Aufgaben zu erledigen, weil Sie einfach zu müde sind.

Emotionale Zeichen

- Sich leicht aufregen: Sie sind schnell gereizt und haben eine kurze Zündschnur.
- Emotionale Höhen und Tiefen: Sie erleben unerwartete Schwankungen in Ihren Gefühlen.

- Übermäßiges Sorgen: Sie sind übermäßig besorgt um Ihren Schlaf und was dadurch passieren könnte.
- Niedergeschlagenheit: Ein ständiges Gefühl von Traurigkeit, Hoffnungslosigkeit oder das Gefühl, nichts zu bedeuten.
- Konzentrationsschwierigkeiten: Es fällt Ihnen schwer, sich auf die Aufgaben zu konzentrieren.

Mentale Zeichen

- Dinge vergessen: Probleme, Informationen zu behalten oder sich an vergangene Ereignisse zu erinnern.
- Herausforderungen bei der Problemlösung: Es fällt mir schwer, klar zu denken und Entscheidungen zu treffen.
- Verzögerte Reaktionen: Eine langsamere als übliche Reaktion auf Dinge, die um Sie herum geschehen.

Verhaltenszeichen

- Tagsüber mehr Nickerchen machen: Versuchen Sie, den Schlaf nachzuholen, den Sie nachts verpasst haben.
- Sich von Menschen zurückziehen: Sich von sozialen Situationen fernhalten, weil man zu müde oder leicht genervt ist.
- Mehr Fehler bei der Arbeit oder in der Schule: Es fällt Ihnen schwerer, auf dem richtigen Weg zu bleiben und Sie machen häufiger Patzer.

Der Schlafzyklus und seine Bedeutung

Um das Wesen der Schlaflosigkeit zu begreifen, ist es wichtig, die Komplexität unseres Schlafs zu verstehen. Stellen Sie sich Schlaf als eine wunderbar dirigierte musikalische Darbietung vor, bei der jeder Abschnitt für die Wiederherstellung Ihrer körperlichen und geistigen Gesundheit entscheidend ist.

Unser Schlaf besteht aus mehreren Phasen, die sich Nacht für Nacht wiederholen.

Die Phasen des Schlafes

Non-Rapid Eye Movement (NREM)-Schlaf: Unterteilt in vier Phasen:

Phase 1: Ein leichter Schlaf, aus dem man leicht aufgeweckt werden kann.

Phase 2: Eine tiefere Ruhe, Ihre Körpertemperatur sinkt.

Phase 3: Ein tiefer Schlaf, entscheidend für die körperliche Erholung.

Phase 4: Deltaschlaf, wichtig für Wachstum und Heilung.

REM-Schlaf (Rapid Eye Movement): In dieser Phase träumen wir. Sie ist für unsere geistige Fitness und die Kontrolle unserer Emotionen unerlässlich.

Die Bedeutung des Schlafzyklus

Jede Schlafphase hat ihre eigene Funktion. Der NREM-Schlaf ist der Schlüssel zur körperlichen Regeneration, während der REM-Schlaf entscheidend für die geistige Erfrischung ist. Ein ausgewogener Schlafzyklus sorgt dafür, dass Körper und Geist die Regeneration und Ruhe bekommen, die sie brauchen.

Wenn Schlaflosigkeit Ihren Schlafrhythmus durcheinander bringt, kann dies eine ganze Reihe von Problemen auslösen. Sie verbringen möglicherweise weniger Zeit in den tiefen, erholsamen Phasen und wachen erschöpft und überhaupt nicht ausgeruht auf. Und wenn Ihr REM-Schlaf aus dem Gleichgewicht gerät, kann das Ihre Stimmung, Ihr Gedächtnis und Ihre Gehirnleistung beeinträchtigen.

Chronische Krankheit und Schlaflosigkeit

Häufige chronische Erkrankungen im Zusammenhang mit Schlaflosigkeit

Schmerzbedingte Erkrankungen

Unbehagen und schlaflose Nächte verstärken sich oft gegenseitig und bilden einen Teufelskreis, aus dem man nur schwer herauskommt. Anhaltende Schmerzen beeinträchtigen oft unsere Fähigkeit, ein wenig Schlaf zu bekommen, da es uns schwerfällt, zur Ruhe zu kommen und einzuschlafen. Lassen Sie uns über einige der üblichen Verdächtigen sprechen, wenn es darum geht, dass Schmerzen unseren Schlaf beeinträchtigen.

➤ Arthritis

Arthritis bedeutet also, dass Ihre Gelenke anschwellen und schmerzen, oder? Das kann Ihren Schlaf ganz schön durcheinanderbringen. Es ist kein Witz, es sich bequem zu machen, wenn Ihre Gelenke protestieren. Und wenn Sie wegen der Schmerzen ständig aufwachen, kann das Ihren

Schlafrhythmus wirklich durcheinanderbringen und Sie in einem Muster feststecken lassen, in dem Sie nicht gut schlafen.

> Fibromyalgie

Dann gibt es noch Fibromyalgie, bei der Ihr Körper auf Schmerzen und Müdigkeit reagiert und Ihren Schlaf stört. Wenn Sie an Fibromyalgie leiden, kann es ein echter Kampf sein, genug Schlaf zu bekommen. Zwischen den Schmerzen, dem Steifheitsgefühl und den Beinen, die einfach nicht stillhalten wollen, ist es, als würde Ihr Körper ein Lager aufschlagen, um eine gute Nachtruhe zu verhindern.

> Rückenschmerzen

Und vergessen wir nicht die Rückenschmerzen. Sie sind ein wichtiger Grund dafür, dass viele Menschen nicht schlafen können. Wenn Ihr Rücken Ihnen Kummer bereitet, kann es sich wie eine unmögliche Mission anfühlen, einen geeigneten Platz zum Einschlafen zu finden. Und wenn Ihre Muskeln wegen der Schmerzen ganz angespannt sind, kann es genauso schwierig sein, sich ausreichend zu entspannen, um einzuschlafen.

Atemwegserkrankungen

Erkrankungen, die Ihre Lunge und Atemwege beeinträchtigen, können Ihren Schlaf beeinträchtigen. Atembeschwerden, ständiger Husten und ein verstopftes Magengefühl können es Ihnen schwer machen, zur Ruhe zu kommen und einzuschlafen. Werfen wir einen Blick auf einige typische Atemprobleme, die dafür bekannt sind, Schlafstörungen zu verursachen.

➢ Asthma

Asthma ist eine Entzündung und Verengung der Atemwege, die das Atmen erschwert. Das Keuchen und Husten, wenn Sie versuchen, wieder zu Atem zu kommen, kann Sie nachts wach halten. Außerdem kann die Sorge, wann der nächste Asthmaanfall kommen könnte, Sie ängstlich und hellwach machen.

➢ Chronisch obstruktive Lungenerkrankung (COPD)

COPD ist eine Lungenerkrankung, die sich mit der Zeit verschlimmert und die Luftzirkulation in und aus den Lungen erschwert. Atemnot, Hustenanfälle und der ganze Schleim können Ihren Schlaf stark beeinträchtigen. Und wenn Sie sich wegen COPD zum Schlafen aufrichten müssen, können Sie es sich nicht mehr bequem machen.

➢ Schlafapnoe

Bei Schlafapnoe kommt es vor, dass Ihre Atmung während des Schlafens aussetzt und wieder einsetzt, was Ihren Schlaf erheblich beeinträchtigen kann. Es ist an sich schon ein Schlafproblem, aber auch Menschen mit Asthma oder

COPD können damit zu kämpfen haben. Wenn Sie eines dieser Lungenprobleme haben, ist die Wahrscheinlichkeit höher, dass Sie auch an Schlafapnoe erkranken.

Neurologische Störungen

Störungen des Gehirns und der Nerven führen häufig zu Schlafproblemen. Diese Beschwerden können den normalen Schlafrhythmus beeinträchtigen, Unbehagen verursachen und zu Schlaflosigkeit führen. Lassen Sie uns einige häufige neurologische Erkrankungen näher betrachten, die mit Schlaflosigkeit in Zusammenhang stehen.

➢ Parkinson-Krankheit

Diese fortschreitende Störung des Nervensystems beeinträchtigt die Bewegungskontrolle. Menschen mit Parkinson haben oft mit Schlafproblemen zu kämpfen, wie z. B. Einschlafschwierigkeiten, häufiges Aufwachen und unruhige Nächte. Das Zittern, die Steifheit und das Unbehagen, die mit Parkinson einhergehen, können es schwierig machen, eine erholsame Schlafposition zu finden.

➢ Multiple Sklerose (MS)

MS ist eine Erkrankung des Immunsystems, die das zentrale Nervensystem angreift. Menschen mit MS leiden häufig unter Schlafstörungen. Schmerzen, Muskelkrämpfe, Taubheitsgefühle und Erschöpfung können die Schlafqualität beeinträchtigen. Darüber hinaus kann die unberechenbare Natur von MS zu erhöhter Angst und Stress führen, was die Schlaflosigkeit noch weiter verschlimmern kann.

➢ Restless-Legs-Syndrom (RLS)

RLS wird häufig als Schlafstörung angesehen, hat aber auch starke Verbindungen zu neurologischen Problemen. Es geht mit einem überwältigenden Bedürfnis einher, die Beine zu bewegen, was oft mit unangenehmen Gefühlen einhergeht. RLS kann einen guten Nachtschlaf stören, da es das Einschlafen und Durchschlafen erschwert.

Herzerkrankungen

Die Schlafqualität kann durch Herzprobleme stark beeinträchtigt werden. Das Unbehagen, die Nebenwirkungen von Medikamenten und die Sorgen, die Herzerkrankungen oft begleiten, können zu Schlaflosigkeit führen. Werfen wir einen Blick auf einige häufige Herzprobleme, die Schlafprobleme verursachen können.

➢ Herzinsuffizienz

Wenn das Herz nicht genug Blut für den Bedarf des Körpers pumpen kann, entsteht Herzversagen. Dies kann Symptome wie Atemnot, Müdigkeit und Schwellungen in den Beinen und Knöcheln verursachen, was den Schlaf stören kann, da es schwer wird, zur Ruhe zu kommen und einzuschlafen. Darüber hinaus kann die Sorge, nachts möglicherweise Herzsymptome zu haben, Angstzustände und Schlaflosigkeit weiter verstärken.

➢ Koronare Herzkrankheit (KHK)

CAD tritt auf, wenn die Arterien, die den Herzmuskel mit Blut versorgen, aufgrund von Plaqueablagerungen verengt werden. Symptome wie Brustschmerzen (Angina pectoris), Atemnot und Herzklopfen sind typisch für CAD und können den Schlaf stören, indem sie häufiges Aufwachen und Einschlafschwierigkeiten verursachen.

➢ Arrhythmien

Der Schlaf kann durch Arrhythmien, also Herzrhythmusstörungen, gestört werden. Das Gefühl von Herzklopfen, Herzflattern und das Bewusstsein eines unregelmäßigen Herzschlags können beunruhigend sein und die Fähigkeit, sich zu entspannen und einzuschlafen, beeinträchtigen.

Psychische Erkrankungen

Schlaflosigkeit geht häufig mit psychischen Problemen einher und erzeugt eine differenzierte Dynamik, die schwer zu bewältigen sein kann. Die innere Unruhe, die ständigen Gedanken und die Nervosität, die mit psychischen Problemen einhergehen, können die Schlaffähigkeit erheblich beeinträchtigen. Lassen Sie uns einige häufige psychische Probleme näher betrachten, die oft mit Schlaflosigkeit in Verbindung gebracht werden.

> Depression

Depression, eine Stimmungsstörung, ist gekennzeichnet durch anhaltende Gefühle von Melancholie, Verzweiflung und einem verminderten Interesse an einst angenehmen Aktivitäten. Eine typische Manifestation von Depression ist Schlaflosigkeit, die es schwierig machen kann, einzuschlafen und durchzuschlafen. Die anhaltenden negativen Gedanken und die Müdigkeit, die Depressionen mit sich bringen, können die Schlafumgebung unangenehm machen.

> Angststörungen

Angststörungen sind durch anhaltende und übermäßige Sorgen und Ängste gekennzeichnet, die den Schlaf stören können. Erkrankungen wie generalisierte Angststörung, Panikstörung und posttraumatische Belastungsstörung (PTBS) können die Ursache für Schlaflosigkeit sein. Die unerbittlichen Sorgen, das Unbehagen und die erhöhte Wachsamkeit, die mit Angststörungen einhergehen, können erhebliche Hindernisse für die Beruhigung und das Erreichen eines erholsamen Schlafs darstellen.

> ➤ Bipolare Störung

Bipolare Störungen sind durch extreme Stimmungsschwankungen gekennzeichnet, die von manischen Hochs bis hin zu depressiven Tiefs reichen. Personen mit bipolarer Störung stellen möglicherweise fest, dass sie während manischer Phasen weniger Schlaf benötigen, während depressive Phasen häufig zu Schlaflosigkeit führen. Die unregelmäßigen Schlafmuster, die mit der bipolaren Störung einhergehen, können den natürlichen Schlaf-Wach-Rhythmus durcheinanderbringen.

Andere chronische Krankheiten

Obwohl wir uns mit einigen bestimmten Arten chronischer Krankheiten befasst haben, die häufig mit Schlaflosigkeit in Verbindung gebracht werden, müssen wir auch die große Bandbreite anderer gesundheitlicher Probleme berücksichtigen, die ebenfalls zu Schlafproblemen führen können. Diese Erkrankungen gehen häufig mit einer Mischung aus körperlichem Unbehagen, emotionalem Stress und Nebenwirkungen der Behandlungen einher, die alle eine erholsame Nachtruhe stören können.

Chronische Schmerzprobleme über Arthritis und Fibromyalgie hinaus

- Osteoporose: Die Beschwerden durch Knochenbrüche und eine Kompression der Wirbelsäule können einen erholsamen Schlaf unmöglich machen.
- Migräne: Die starken Schmerzen und die Abneigung gegen Licht und Lärm, die eine Migräne mit sich bringt, können den regelmäßigen Schlafrhythmus stören.
- Endometriose: Anhaltende Beckenschmerzen können das Einnehmen einer bequemen Schlafposition erschweren und möglicherweise Schlaflosigkeit verursachen.

Verdauungsbeschwerden

- Reizdarmsyndrom (IBS): Magenschmerzen, Schwellungen und Veränderungen des Stuhlgangs können den Schlaf beeinträchtigen.
- Gastroösophageale Refluxkrankheit (GERD): Nachts können sich die Beschwerden durch Sodbrennen und Säurereflux verstärken und zu Schlafstörungen führen.
- Morbus Crohn und Colitis ulcerosa: Diese entzündlichen Darmerkrankungen können zu Bauchschmerzen, Müdigkeit und nächtlichen Symptomen führen, die den Schlaf beeinträchtigen.

Hormonelle Störungen

- Diabetes: Schwankungen des Blutzuckerspiegels, Nervenbeschwerden und häufiger Harndrang können den Schlaf stören.
- Schilddrüsenprobleme: Eine Überfunktion der Schilddrüse kann zu Einschlafproblemen führen, während eine Unterfunktion der Schilddrüse zu übermäßiger Müdigkeit und Schläfrigkeit während des Tages führen kann.

Autoimmunerkrankungen

- Lupus: Die damit verbundenen Schmerzen, Erschöpfung und Entzündungen können bei der Entstehung von Schlaflosigkeit eine Rolle spielen.
- Sklerodermie: Probleme wie Gelenkbeschwerden, Muskelverspannungen und Verdauungsprobleme können den Schlaf beeinträchtigen.

Es ist wichtig zu bedenken, dass diese Liste nicht vollständig ist und zahlreiche andere chronische Krankheiten die Schlafqualität beeinträchtigen können. Wenn Sie unter Schlaflosigkeit und einer chronischen Erkrankung leiden, sollten Sie unbedingt mit Ihrem Arzt sprechen, um eine geeignete Behandlungsmethode zu finden.

Wie chronische Krankheiten zu Schlaflosigkeit beitragen

Körperliches Unbehagen

Körperliche Beschwerden sind ein häufiger Begleiter vieler chronischer Erkrankungen und spielen eine wichtige Rolle bei Schlafstörungen. Wenn Sie Schmerzen haben, wird es schwieriger, sich zu entspannen und einzuschlafen.

- **Schmerzen:** Das ist der offensichtlichste Faktor. Ob es sich um Gelenkbeschwerden aufgrund von Arthritis, die stechenden Schmerzen einer Migräne oder die anhaltenden Rückenschmerzen handelt, solche Beschwerden können Ihre Fähigkeit beeinträchtigen, eine erholsame Schlafposition zu finden. Wenn Ihr Gehirn auf diese Schmerzsignale fixiert ist, kann es schwierig sein, einzuschlafen.

- **Steifheit:** Steife Muskeln und Gelenke kommen bei zahlreichen chronischen Erkrankungen häufig vor. Sie erschweren ein bequemes Wechseln der Position im Bett und können zu einer nächtlichen Hin- und Herwälzung führen.

- **Atembeschwerden:** Atembeschwerden, wie sie beispielsweise durch Asthma, COPD oder

Herzinsuffizienz verursacht werden, können nachts besonders problematisch sein. Die Anstrengung, wieder zu Atem zu kommen, kann Sie aufwecken und zu nächtlicher Angst führen.

- **Verdauungsprobleme:** Magen-Darm-Beschwerden wie Magenschmerzen, Blähungen, saures Aufstoßen und häufige Toilettengänge aufgrund von Erkrankungen wie Reizdarmsyndrom, gastroösophagealer Reflux und entzündlichen Darmerkrankungen können Ihren Schlaf stören.

- **Schwierigkeiten bei der Temperaturkontrolle:** Bestimmte chronische Erkrankungen können die Fähigkeit Ihres Körpers, eine stabile Temperatur aufrechtzuerhalten, beeinträchtigen, sodass Ihnen zu heiß oder zu kalt ist und Sie schwer durchschlafen können.

- **Restless-Legs-Syndrom (RLS):** Diese Störung tritt häufig zusammen mit anderen neurologischen Problemen auf und löst ein starkes Bedürfnis aus, die Beine zu bewegen, was Ihren Schlaf stören kann.

Nebenwirkungen von Medikamenten

Zahlreiche chronische Erkrankungen erfordern die Einnahme von Medikamenten, die leider manchmal zu Schlafstörungen führen können. Diese Arzneimittel können das Einschlafen, Durchschlafen oder einen tiefen, erholsamen Schlaf behindern.

Stimulierende Medikamente: Zur Behandlung von ADHS oder Narkolepsie werden häufig Stimulanzien eingesetzt, die aufgrund ihrer anregenden Eigenschaften zu Einschlafproblemen führen können.

Antidepressiva: Von bestimmten Antidepressiva ist bekannt, dass sie Schlafstörungen wie Schlaflosigkeit oder zu frühes Aufwachen am Morgen verursachen.

Schmerzmittel: Sie sind für die Kontrolle chronischer Schmerzen unerlässlich, manche Analgetika können jedoch den normalen Schlafrhythmus stören.

Medikamente gegen Bluthochdruck: Einige Medikamente zur Kontrolle des Blutdrucks können Nachtangst auslösen, zu Schlafapnoe beitragen oder zu unruhigem Schlaf führen.

Entzündungshemmende Steroide: Kortikosteroide werden oft verschrieben, um Entzündungen zu lindern, können aber den normalen Schlafrhythmus verändern und zu Schlaflosigkeit beitragen.

Diuretika (Wassertabletten): Diese Tabletten sollen die Urinproduktion anregen, können jedoch zu häufigeren nächtlichen Toilettengängen führen und so den Schlafrhythmus stören.

Psychischer Stress

Der Umgang mit einer chronischen Krankheit kann psychisch überfordernd sein und diese Belastung kann eine erhebliche Rolle bei der Entstehung von Schlaflosigkeit spielen. Die ständigen Sorgen um Ihr Wohlbefinden, die Hürden bei der Bewältigung Ihres Gesundheitsproblems und die Ungewissheit, was die Zukunft bringt, können Ihren psychischen Zustand stark belasten.

Sorgen und Befürchtungen: Die Möglichkeit einer Verschlechterung Ihrer Symptome, möglicher Krankenhausaufenthalte oder neuer Einschränkungen kann anhaltende Sorgen und Nervosität auslösen. Dieser Gedankenwirbel kann Sie daran hindern, sich zu entspannen und einzuschlafen.

Melancholie: Die emotionale Belastung durch das Leben mit einer chronischen Erkrankung kann zu Gefühlen der

Traurigkeit, Hoffnungslosigkeit und mangelndem Interesse an Aktivitäten führen, was auf eine Depression hinweist. Dieser Zustand ist oft mit Schlafstörungen verbunden.

Angst vor dem, was kommt: Nicht zu wissen, wie sich Ihre Krankheit entwickeln könnte, kann ein Gefühl der Angst und Sorge hervorrufen, das einem ruhigen Schlaf im Wege stehen kann.

Vermindertes Selbstwertgefühl: Das Leben mit einer chronischen Krankheit kann Ihre Selbstwahrnehmung und Ihre Gefühle beeinflussen und negative Gedanken und Gefühle hervorrufen, die Ihren Schlaf stören können.

Trauer und Verlust: Die Anpassung an die Einschränkungen, die eine chronische Erkrankung mit sich bringt, ist oft mit einer Trauerphase verbunden, die zu Schlafstörungen führen kann.

Schlafstörungen durch die Krankheit selbst

Das Leben mit einer chronischen Krankheit bringt nicht nur körperliche und geistige Hürden mit sich, sondern bringt auch oft den Schlafrhythmus durcheinander. Diese inhärenten Herausforderungen können es schwierig machen, den erholsamen Schlaf zu bekommen, den Sie brauchen.

Schmerzspitzen: Wenn Sie an einer chronischen Krankheit leiden, können Sie Phasen verstärkter Schmerzen oder Unwohlsein erleben. Leider können diese Spitzen Ihren Schlaf grob unterbrechen und es schwer machen, wieder einzuschlafen.

Nächtliche Symptome: Bei manchen Krankheiten treten die Symptome nachts stärker auf. Asthma oder COPD beispielsweise treten häufiger auf, wenn Sie versuchen, ein wenig Schlaf zu bekommen, was dazu führt, dass Sie häufiger aufwachen.

Restless-Legs-Syndrom (RLS): RLS tritt häufig in Verbindung mit anderen neurologischen Problemen auf und ist dafür bekannt, dass es zu einem überwältigenden Bedürfnis führt, mit den Beinen zu wackeln, was den Schlaf deutlich beeinträchtigen kann.

Häufige nächtliche Toilettengänge: Erkrankungen wie Diabetes, Herzinsuffizienz und Prostataprobleme können dazu führen, dass Sie nachts häufiger auf die Toilette müssen, was Ihren Schlaf unterbricht und Sie erschöpft zurücklässt.

Schlafapnoe: Es ist nicht ungewöhnlich, dass chronische Krankheiten ein höheres Risiko für Schlafapnoe mit sich bringen, bei der die Atmung im Schlaf aussetzt und wieder einsetzt.

Diese durch die Krankheit selbst verursachten Schlafstörungen können einen endlosen Kreislauf aus Erschöpfung, Verschlimmerung der Symptome und weiteren Schlafproblemen auslösen.

Bewältigungsstrategien bei Schlaflosigkeit
Allgemeine Tipps zur Schlafhygiene

Schaffen Sie eine schlaffördernde Umgebung

Verwandeln Sie Ihren Schlafbereich in eine Oase der Ruhe, um Schlaflosigkeit zu bekämpfen. Die Schaffung eines beruhigenden und einladenden Raums hilft Ihrem Körper, sich zu entspannen und zur Ruhe zu kommen.

Umarme die Dunkelheit: Melatonin, unser natürliches Schlafhormon, gedeiht in der Dunkelheit. Erwägen Sie die Anschaffung von Verdunkelungsvorhängen oder einer Augenmaske, um störendes Licht während Ihres Schlafs zu vermeiden.

Zone der Stille: Laute Geräusche können Ihre Ruhe stören. Verwenden Sie Ohrstöpsel, ein Geräuschgerät oder einen Ventilator, um eine ruhige und entspannte Schlafumgebung aufrechtzuerhalten.

Halten Sie es kühl: Die optimale Schlafumgebung ist ein kühler und gemütlicher Raum. Investieren Sie in eine erstklassige Matratze und Kissen für die richtige Mischung aus Unterstützung und Komfort.

Entrümpeln für mehr Ruhe: Ein unordentliches Schlafzimmer kann Stress und Unordnung verursachen. Räumen Sie Ihren Raum auf, um eine friedliche und ordentliche Atmosphäre zu schaffen.

Aroma für mehr Entspannung: Einige Düfte wie Lavendel oder Kamille werden für ihre beruhigenden Eigenschaften gelobt. Verwenden Sie Aromadiffusoren oder Duftkerzen, um Ihrem Schlafzimmer eine entspannende Atmosphäre zu verleihen.

Technikfreier Rückzugsort: Das blaue Licht von Bildschirmen kann den Schlaf beeinträchtigen. Führen Sie mindestens eine Stunde vor dem Schlafengehen eine „technikfreie" Politik ein.

Einen konsistenten Schlafrhythmus etablieren

Ihr Körper hält sich gerne an ein Muster, besonders wenn es ums Schlafen geht. Eine regelmäßige Schlafroutine hilft der inneren Uhr Ihres Körpers, Ihre Schlaf- und Wachzeiten im Griff zu behalten.

1   Stehen Sie zur gleichen Zeit auf: Machen Sie es sich zur Gewohnheit, jeden Tag zur gleichen Zeit aufzustehen, auch wenn es verlockend ist, samstags ein Nickerchen zu machen. So tickt Ihre innere Uhr richtig.

2   Vor dem Schlafengehen entspannen: Schaffen Sie ein Entspannungsritual, bevor Sie sich ins Bett legen. Nehmen Sie vielleicht ein heißes Bad, vertiefen Sie sich in ein Buch oder probieren Sie ein paar Entspannungsübungen aus.

3   Schluss mit Bildschirmen: Das Leuchten von Geräten kann Ihren Schlaf stören. Versuchen Sie, die Bildschirme mindestens 60 Minuten vor dem Aufbruch ins Traumland auszuschalten.

4   Tipps für ein Nickerchen: Wenn Sie ein Nickerchen machen müssen , halten Sie es kurz – etwa 20 bis 30 Minuten – und dösen Sie nicht zu spät am Tag ein.

5   Bleiben Sie am Wochenende ruhig: Wir alle lieben diese entspannten Wochenendmorgen, aber wenn Sie Ihre regelmäßige Aufstehzeit einhalten, wirkt sich das positiv auf Ihren Schlafrhythmus aus.

Nickerchen tagsüber managen

Ein Nickerchen am Tag kann eine verlockende Lösung gegen Tagesmüdigkeit sein, kann aber auch den Nachtschlaf beeinträchtigen. Es ist wichtig, ein Gleichgewicht zu finden.

- Erwägen Sie eine kurze Ruhepause: Sollte tagsüber eine Ruhepause nötig sein, achten Sie darauf, dass diese nur kurz ist – ein kurzes Zwischenspiel von 20 bis 30 Minuten . Wenn Sie länger schlafen, kann das Ihren Abendschlaf beeinträchtigen.

- Achten Sie auf die Uhr: Vermeiden Sie es, zu kurz vor dem Abend ein Nachmittagsschläfchen zu halten, da dies Ihren nächtlichen Schlafrhythmus stören kann.

- Bereiten Sie eine erholsame Nische vor: Suchen Sie sich für ein optimales Nickerchenerlebnis einen ruhigen und schwach beleuchteten Bereich, um einen Zustand der Entspannung zu fördern.

Wenn Sie diese Richtlinien einhalten, können Sie die Vorteile eines kurzen Nickerchens nutzen, ohne die Qualität Ihrer nächtlichen Ruhe zu gefährden.

Einschränkung von Koffein und Alkohol

Obwohl Koffein und Alkohol als relativ harmlose Genussmittel gelten, können sie die Schlafqualität erheblich beeinträchtigen. Es ist wichtig, diese Substanzen in Maßen zu genießen.

Koffein: Der Wachmacher

Als Stimulans kann Koffein Sie wach halten und Ihren Schlafrhythmus stören. Es ist ratsam, darauf zu achten, wie viel Koffein Sie konsumieren, insbesondere später am Tag.

- Grenze für die Koffeinaufnahme: Legen Sie eine Richtlinie fest, um gegen Mittag kein Koffein mehr zu konsumieren.
- Alternativen zu koffeinfreiem Kaffee: Entscheiden Sie sich in der späteren Tageszeit für koffeinfreien Kaffee oder Kräutertees.
- Unvermutete Koffeinquellen: Informieren Sie sich über weniger offensichtliche Koffeinquellen, darunter Schokolade, einige Energydrinks und bestimmte schmerzlindernde Medikamente.

Alkohol: Der Schlafzyklus-Unterbrecher

Während Alkohol zunächst ein Gefühl der Schläfrigkeit hervorruft, führt er häufig zu Schlafstörungen und einem gestörten Schlafrhythmus.

- Verantwortungsvoller Umgang mit Alkohol: Wenn Sie Alkohol trinken möchten, tun Sie dies sparsam und verzichten Sie in den Stunden vor dem Schlafengehen auf Alkohol.

- Ausreichende Flüssigkeitszufuhr: Da Alkohol zu Dehydrierung führen kann, was Schlafprobleme verschlimmern kann, ist es wichtig, ausreichend Wasser zu trinken.

Eine entspannende Schlafenszeitroutine schaffen

Die Entwicklung eines beruhigenden abendlichen Rituals dient Ihrem Körper als Signal, mit dem Entspannungsprozess zu beginnen und sich auf den Schlaf vorzubereiten. So gelingt ein reibungsloser Übergang von der Hektik des Tages zu einer erholsamen Nachtruhe.

Abschalten und entspannen: Sorgen Sie für eine ruhige Umgebung, indem Sie digitale Geräte mindestens 60 Minuten vor dem Schlafengehen ausschalten. Das blaue Licht von Bildschirmen kann sich negativ auf Ihren Schlaf auswirken.

Bewusste Entspannung: Integrieren Sie Stressabbau-Übungen in Ihre Abendroutine. Beteiligen Sie sich an Aktivitäten wie Meditation, Atemübungen oder progressiver Muskelentspannung, um Anspannung und Unbehagen zu lindern.

Warmes Bad: Gönnen Sie sich ein warmes Bad oder eine warme Dusche, um Ihre Muskeln zu entspannen und Ihren Körper auf eine erholsame Nachtruhe vorzubereiten.

Beruhigende Literatur: Tauchen Sie ein in ein gutes Buch, das spannend und zugleich beruhigend ist. Vermeiden Sie Genres mit hoher Intensität, die Ihren Geist auf Trab halten könnten.

Snacken Sie mit Bedacht: Wählen Sie einen leichten und nahrhaften Snack wie eine Banane oder einen Joghurt, wenn Sie vor dem Schlafengehen noch etwas essen möchten, damit der Hunger Ihren Schlaf nicht stört.

Regelmäßiger Zeitplan: Halten Sie Ihren Schlafrhythmus regelmäßig ein, auch am Wochenende, um die Genauigkeit Ihrer inneren Uhr zu unterstützen.

Entspannungstechniken

Progressive Muskelentspannung

Progressive Muskelentspannung ist eine Methode, die darauf abzielt, körperliche Anspannung durch gezielte Muskelkontraktion und -entspannung zu lösen. Sie ist eine wirksame Methode, um Stress abzubauen und einen Zustand der Ruhe zu fördern.

Operationsmethode: Bei dieser Technik werden Muskelgruppen nacheinander angespannt und gelockert, beginnend an den Füßen und fortschreitend in Richtung Kopf. Die Konzentration auf das taktile Erlebnis der Muskelanspannung und -entspannung hilft dabei, den Kontrast zwischen den beiden Zuständen zu erkennen.

Vorteile für den Schlaf: Durch die Verringerung der körperlichen Anspannung hilft die progressive Muskelentspannung dabei, Körper und Geist zu beruhigen und erleichtert so das Einschlafen. Sie kann auch Angst- und Sorgegefühle lindern, die häufige Faktoren bei Schlafstörungen sind.

Konsequente Anwendung: Die Vorteile der progressiven Muskelentspannung werden durch regelmäßiges Üben verstärkt. Es ist vorteilhaft, diese Technik in Ihre abendliche Routine zu integrieren.

Das Ziel besteht darin, die Gefühle der Muskelanspannung und -entspannung aufmerksam zu beobachten, ohne zu urteilen oder zu viel darüber nachzudenken.

Übungen zur tiefen Atmung

Die Durchführung von Atemübungen ist eine effektive und unkomplizierte Methode, um Körper und Geist zu beruhigen. Die Konzentration auf Ihr Atemmuster kann Stress und Ängste lindern und einen Zustand der Entspannung fördern, der sich positiv auf die Schlafqualität auswirkt.

Der zugrunde liegende Mechanismus: Längeres, tiefes Einatmen löst den natürlichen Entspannungsmechanismus des Körpers aus, der als Gegenmaßnahme zur stressbedingten Kampf-oder-Flucht-Reaktion dient.

Anleitung zur Umsetzung: Suchen Sie sich einen ruhigen Ort, an dem Sie bequem sitzen oder liegen können. Atmen Sie langsam bis vier durch die Nase ein, halten Sie den Atem an und zählen Sie erneut bis vier. Atmen Sie dann langsam im gleichen Rhythmus durch den Mund aus. Setzen Sie dieses Atemmuster einige Minuten lang fort.

Vorteile für erholsamen Schlaf: Diese Atemtechnik trägt zu einer Verringerung der Herzfrequenz, einer Senkung des Blutdrucks und zur Linderung von Muskelverspannungen bei. Indem sie sowohl den Körper als auch den Geist beruhigt, schafft sie die Voraussetzungen für eine schlaffreundliche Umgebung.

Meditation und Achtsamkeit

Meditation und Achtsamkeit können wirksame Strategien zur Beruhigung des Geistes und zur Stresslinderung sein. Diese Praktiken fördern die Konzentration auf den gegenwärtigen Moment und lösen Ängste, was zu einer verbesserten Schlafqualität führen kann.

Meditation

Meditation ist eine Art mentales Training, das darauf abzielt, die Konzentration zu schärfen und die Gedanken zu regulieren. Dabei werden die eigenen Gedankenmuster wertfrei beobachtet.

Meditationsarten: Es gibt eine Vielzahl von Meditationsmethoden, darunter geführte Meditation, Achtsamkeitsmeditation und transzendentale Meditation. Diese können über digitale Plattformen oder spezielle Anwendungen zur Meditation abgerufen werden.

Vorteile für den Schlaf: Regelmäßiges Meditieren kann Stress abbauen, die Konzentration steigern und einen Zustand der Entspannung fördern. Diese geistige Ruhe kann den Weg für einen erholsameren Schlaf ebnen.

Achtsamkeit

Achtsamkeit beinhaltet ein völliges Eintauchen in die Gegenwart, verbunden mit einer kritiklosen Akzeptanz der eigenen Gedanken, Gefühle und körperlichen Empfindungen.

Bewusstes Atmen: Bei dieser Praxis, bei der man sich auf den Atem konzentriert, handelt es sich um eine Achtsamkeitsübung, die dabei helfen kann, den Fokus auf das Hier und Jetzt zu richten.

Body Scan: Diese Methode erfordert einen gedanklichen Blick auf den Körper von Kopf bis Fuß, wobei alle Empfindungen unvoreingenommen wahrgenommen werden. Dies kann bei der Entspannung von körperlichem Stress helfen.

Bewusstes Gehen: Sich auf das Gehen zu konzentrieren, kann als stabilisierende Übung dienen.

Schon kurze Sitzungen dieser Übungen können spürbare Vorteile bringen.

Yoga und Stretching

Yoga und Stretching bieten einen umfassenden Ansatz zum Entspannen, indem sie körperliche Bewegungen mit geistiger Konzentration verbinden. Diese Aktivitäten helfen beim Stressabbau, verbessern die Beweglichkeit und fördern eine bessere Schlafqualität.

Yoga

Yoga ist eine altehrwürdige Disziplin, die Körperhaltungen, Atemkontrolle und Achtsamkeit kombiniert. Es bietet eine sanfte Methode, den Körper zu stärken, die Flexibilität zu erhöhen und den Geist zu beruhigen.

> ➢ Restoratives Yoga: Bei dieser Yoga-Variante geht es darum, Spannungen abzubauen und Stress abzubauen. Dabei werden die Körperhaltungen über längere Zeiträume beibehalten, um eine tiefe Entspannung zu ermöglichen.

> ➢ Yin Yoga: Im Stil des restaurativen Yoga legt Yin Yoga den Schwerpunkt auf passives Dehnen und das Halten von Positionen über längere Zeiträume. Diese Praxis ist wirksam bei der Linderung von körperlichem und geistigem Stress.

> ➢ Vorteile für den Schlaf: Yoga ist dafür bekannt, Stress abzubauen, die Flexibilität zu verbessern und Ruhe zu fördern. Regelmäßiges Üben kann die Schlafqualität verbessern.

Dehnen

Stretching ist gut, um Muskelverspannungen zu lösen und die Flexibilität zu steigern. Wenn Sie Stretching-Übungen in Ihre Abendroutine integrieren, können Sie Ihren Körper auf die Ruhe vorbereiten.

> ➤ Leichtes Dehnen: Konzentrieren Sie sich auf leichte Dehnübungen, die Ihre Muskeln dehnen, ohne sie zu belasten. Achten Sie dabei besonders auf Bereiche wie Nacken, Schultern und Beine.

> ➤ Stellung des Kindes: Bei dieser erholsamen Yoga-Haltung kniet man mit den Hüften auf den Fersen und der Stirn auf dem Boden und ist besonders förderlich für die Entspannung.

> ➤ Vorteile für den Schlaf: Dehnungsübungen können körperliche Anspannung lösen, die Durchblutung anregen und Entspannung bewirken. Sie können auch Beschwerden lindern, die mit einigen chronischen Erkrankungen einhergehen.

Schmerztherapie für besseren Schlaf

Freiverkäufliche Schmerzmittel

Viele Menschen, die unter chronischen Schmerzen leiden, greifen häufig zunächst auf rezeptfreie Schmerzmittel zurück, um ihre Beschwerden zu lindern. Obwohl diese Medikamente vorübergehende Linderung verschaffen können, ist es wichtig, sie mit Vorsicht anzuwenden und sich ihrer möglichen Auswirkungen auf den Schlaf bewusst zu sein.

Typische rezeptfrei erhältliche Analgetika sind:

- Nichtsteroidale Antirheumatika (NSAR): Diese Mittel lindern Entzündungen und Schmerzen. Zu den häufigsten Mitteln zählen Ibuprofen, Naproxen und Aspirin.
- Paracetamol: Dieses Medikament lindert Schmerzen und Fieber, hat jedoch keine entzündungshemmenden Eigenschaften.

Ein Gleichgewicht zwischen Schmerzlinderung und Schlaf finden

Diese Arzneimittel können bei der Schmerzlinderung hilfreich sein, manche können jedoch das Schlafverhalten beeinflussen.

- Einnahme tagsüber: Versuchen Sie, rezeptfreie Analgetika tagsüber zu verabreichen, um Schlafstörungen in der Nacht zu minimieren.

- Medizinischer Rat: Vor der Einnahme eines neuen Medikaments ist es unbedingt erforderlich, den Rat eines Arztes einzuholen , insbesondere bei Patienten mit bestehenden Gesundheitsproblemen.

- Bewusstsein für Nebenwirkungen: Seien Sie sich der Nebenwirkungen wie Magen-Darm-Beschwerden, Schläfrigkeit oder Schlaflosigkeit bewusst.

- Ergänzende Schmerzbehandlungstechniken: Integrieren Sie rezeptfreie Analgetika mit zusätzlichen Schmerzkontrollmethoden wie Wärmetherapie oder Entspannungsübungen.

OTC-Analgetika sind für die kurzfristige Anwendung bestimmt.

Wärme- und Kältetherapie

Wärme- und Kältebehandlungen stellen nicht-pharmazeutische Alternativen zur Schmerzlinderung und Schlafverbesserung dar. Diese unkomplizierten Techniken können zur Muskelentspannung, Entzündungshemmung und allgemeinen Verbesserung des Wohlbefindens beitragen.

Wärmetherapie

Bei der Wärmetherapie wird auf den Zielbereich Wärme angewendet, um die Muskelentspannung zu fördern, die Durchblutung zu verbessern und Beschwerden zu lindern.

- Heizgeräte: Artikel wie Wärmflaschen oder Heizkissen bieten eine gezielte Wärmetherapie und können auf die schmerzende Stelle gelegt werden.

- Erhitztes Eintauchen: Ein warmes Bad oder eine warme Dusche können den Körper entspannen und den Geist beruhigen, was zu einem besseren Einschlafen beiträgt.

- Vorsichtshinweis: Vermeiden Sie übermäßige Hitzeeinwirkung, um Verbrennungen zu vermeiden. Überprüfen Sie immer die Temperatur, bevor Sie die Haut mit Hitze in Berührung bringen.

Kryotherapie

Bei der Kryotherapie wird Kälte auf die behandelte Stelle ausgeübt, um die Schwellung zu reduzieren, den Schmerz zu betäuben und ein erfrischendes Gefühl zu vermitteln.

- Gefrorene Gelpacks: Wickeln Sie einen Eisbeutel in einen Stoffbeutel und legen Sie ihn für kurze Zeit auf die schmerzende Stelle.

- Gekühlte Kompressen: Befeuchten Sie ein Handtuch mit kaltem Wasser und legen Sie es auf die betroffene Stelle.

- Warnhinweis: Um Hautschäden vorzubeugen, ist es wichtig, die Kälteeinwirkung zu begrenzen.

Massage und Physiotherapie

Massage und Physiotherapie sind ganzheitliche Strategien zur Schmerzbehandlung, die häufig zu einer verbesserten Schlafqualität führen. Diese Methoden befassen sich sowohl mit den somatischen als auch mit den psychologischen Aspekten chronischer Schmerzen.

Massage

Bei der Massagetherapie geht es um die Manipulation weicher Körpergewebe, um Beschwerden zu lindern, Stress abzubauen und Entspannung zu fördern.

- Massagearten: Es gibt zahlreiche Massagetechniken, wie z. B. Tiefengewebsmassage, Schwedische Massage und Sportmassage, jede mit einzigartigen Vorteilen.

- Vorteile für den Schlaf: Massagen können Muskelverspannungen lösen, Stress abbauen und die Durchblutung fördern. Sie fördern auch ein Gefühl des Wohlbefindens, das dabei helfen kann, leichter einzuschlafen.

- Beständigkeit: Dauerhafte Massagebehandlungen können die Schmerzlinderung aufrechterhalten und zu einer nachhaltigen Verbesserung der Schlafqualität beitragen.

Physiotherapie

Physiotherapie zielt darauf ab, die Beweglichkeit wiederherzustellen, Schmerzen zu lindern und die allgemeine Funktionalität zu verbessern. Diese praktische Methode umfasst Übungen, Dehnungsübungen und manuelle Therapien.

- Schmerzbehandlung: Physiotherapeuten helfen dabei, die Ursache Ihrer Schmerzen zu ermitteln und einen individuellen Behandlungsansatz zu entwickeln.

- Kinästhetisches Bewusstsein: Durch Physiotherapie entwickeln Patienten ein gesteigertes Bewusstsein für ihren Körper und lernen, sich effektiver zu bewegen, was Schmerzen und Beschwerden lindern kann.

- Verbesserte Flexibilität: Eine größere Flexibilität kann zu bequemeren Schlafpositionen und weniger Muskelverspannungen führen.

Diät und Ernährung für besseren Schlaf

Lebensmittel, die den Schlaf fördern

Der Verzehr bestimmter Lebensmittel kann die Qualität Ihres Schlafs deutlich beeinflussen. Verschiedene Lebensmittel enthalten Inhaltsstoffe, die Ruhe fördern und den Schlaf erleichtern. Wir werden uns mit einer Auswahl an Lebensmitteln befassen, die den Schlaf fördern können.

Nährstoffreiche Lebensmittel

- ❖ Sauerkirschsaft: Dieser Saft ist reich an Melatonin und hilft bei der Synchronisierung Ihrer zirkadianen Rhythmen.

- ❖ Bananen: Diese Früchte enthalten viel Magnesium und Kalium und helfen bei der Muskelentspannung, was möglicherweise zu einem besseren Schlaf führt.

- ❖ Mandeln: Das in diesen Nüssen enthaltene Magnesium spielt eine Rolle bei der Schlafregulierung und der Verringerung von Angstzuständen.

- ❖ Walnüsse: Walnüsse sind reich an Melatonin, Omega-3-Fettsäuren und Magnesium und enthalten drei Elemente, die den Schlaf verbessern.

* Kiwi: Diese Frucht ist reich an Antioxidantien und eine Quelle von Serotonin, einem Vorläufer von Melatonin. Sie ist eine ausgezeichnete Wahl als Leckerbissen vor dem Schlafengehen.
* Haferflocken: Der Verzehr einer gemütlichen Portion Haferflocken vor dem Schlafengehen kann beruhigend wirken und bietet komplexe Kohlenhydrate, die den Schlaf fördern.

Untermauerung der Wissenschaft

Diese Lebensmittel sind reich an lebenswichtigen Nährstoffen, die Entspannung fördern, schlafregulierende Hormone regulieren und die allgemeine Gesundheit stärken. Wenn Sie sie in Ihren Speiseplan einbauen, können Sie dadurch erholsamere Schlafbedingungen fördern.

Obwohl diese Lebensmittel vorteilhaft sein können, ist es wichtig zu beachten, dass Lebensmittel bei jedem Menschen anders wirken. Es ist ratsam, verschiedene Lebensmittel auszuprobieren, um herauszufinden, welche für Ihre persönliche Schlafverbesserung am wirksamsten sind.

Zu vermeidende Lebensmittel vor dem Schlafengehen

Bestimmte Nahrungsmittel können den Schlaf fördern, während andere ihn behindern können. Für eine bessere Schlafqualität ist es wichtig, sich vor dem Zubettgehen über die Ernährungsgewohnheiten im Klaren zu sein.

Vermeiden Sie diese Stimulanzien

- ❖ Koffein: Da es für seine wachheitsfördernden Eigenschaften bekannt ist, ist es ratsam, den Koffeinkonsum später am Tag einzuschränken.
- ❖ Schokolade: Trotz ihrer Verlockung enthält Schokolade Koffein, das den Schlaf stören kann.
- ❖ Scharfe Gerichte: Diese können zu Sodbrennen oder Verdauungsstörungen führen, was wiederum die Ruhe stören kann.
- ❖ Minze: Entgegen ihrem Ruf als beruhigende Substanz kann Minze bei manchen Menschen eine stimulierende Wirkung haben.

Ernährungsgewohnheiten und Schlafstörungen

- Üppige und fettige Lebensmittel: Diese können zu Unwohlsein und Verdauungsstörungen führen und so das Einschlafen erschweren.

- Reichhaltige Mahlzeiten: Der Verzehr einer großen Mahlzeit kurz vor dem Schlafengehen kann sich negativ auf die Verdauung und den anschließenden Schlaf auswirken.

Es ist wichtig, auf die Reaktionen Ihres Körpers zu achten und geeignete Ernährungsgewohnheiten zu finden.

Die Rolle der Flüssigkeitszufuhr

Die Bedeutung einer ausreichenden Flüssigkeitszufuhr

Sorgt für ein thermisches Gleichgewicht: Eine ausreichende Flüssigkeitszufuhr ist der Schlüssel zur Aufrechterhaltung einer konstanten Körpertemperatur, einem entscheidenden Faktor für erholsamen Schlaf.

- Erleichtert die Verdauungsprozesse: Eine ausreichende Flüssigkeitsaufnahme ist für eine reibungslose Verdauung unerlässlich und beugt Beschwerden vor, die sonst den Schlaf stören könnten.

- Hält die Atemwege feucht: Indem Sie ausreichend Flüssigkeit zu sich nehmen, können Sie dafür sorgen, dass Ihre Atemwege ausreichend feucht bleiben. So verringern Sie das Risiko von Schnarchen und Schlafapnoe.

Den Flüssigkeitshaushalt ausgleichen

- Trinken Sie mit Bedacht: Eine ausreichende Flüssigkeitszufuhr ist wichtig, doch zu viel Wasser kurz vor dem Schlafengehen zu trinken, kann aufgrund der vermehrten Harnausscheidung zu Schlafstörungen führen.

- Achten Sie auf Durstsignale: Achten Sie auf den Flüssigkeitsbedarf Ihres Körpers, indem Sie auf Durstsignale reagieren und den ganzen Tag über regelmäßig Wasser trinken.

- Elektrolytlösungen integrieren: Für diejenigen, die an intensiven Trainings teilnehmen, ist es ratsam, Flüssigkeiten mit Elektrolyten zu trinken, um den Flüssigkeitshaushalt im Gleichgewicht zu halten.

Bewegung und Schlaflosigkeit

Arten von Übungen, die sich positiv auf den Schlaf auswirken

Regelmäßige körperliche Aktivität ist eine grundlegende Säule für die Erhaltung einer optimalen Gesundheit und kann eine wirksame Strategie zur Verbesserung der Schlafqualität sein. Die Ausübung der richtigen Form von Bewegung kann ein Gefühl der Ruhe fördern und zu einem besseren Schlaf führen.

Die Synergie von Bewegung und Schlaf

- Stressabbau: Körperliche Aktivität lindert nachweislich Stress und Angstzustände, die häufig den Schlaf stören.

- Verbessertes Schlaferlebnis: Regelmäßige Bewegung trägt zu einem tieferen und erholsameren Schlaf bei.

- Mehr Vitalität am Tag: Anders als man vielleicht erwarten würde, kann sportliche Betätigung die Vitalität am Tag steigern und so den Übergang zum Schlafen am Abend erleichtern.

Empfohlene Übungsarten

- Aerobic-Aktivitäten: Aktivitäten wie zügiges Gehen, Schwimmen oder Radfahren können die Herzfrequenz erhöhen und die Durchblutung fördern. Es ist ratsam, anstrengende Übungen kurz vor dem Schlafengehen zu vermeiden, da sie eine stimulierende Wirkung haben können.

- Widerstandstraining: Der Aufbau von Muskelmasse durch Krafttraining kann zur Normalisierung des Schlafzyklus beitragen. Es wird empfohlen, diese Trainingseinheiten früher am Tag einzuplanen.

- Yoga und Pilates: Diese sanften Trainingsformen verbinden körperliche Aktivität mit achtsamen Übungen und tragen so zur Entspannung bei und reduzieren Stress.

- Bewusste Bewegung: Übungen wie Tai Chi und Qigong legen den Schwerpunkt auf langsame, bewusste Bewegungen und tiefe Atmung und tragen so zur geistigen und körperlichen Ruhe bei.

Zeitpunkt der Übung

Optimaler Zeitpunkt für Bewegung zur Verbesserung des Schlafs

Morgens oder am frühen Nachmittag: Mäßig intensives Training in den frühen Tagesstunden kann einen gesunden Schlaf-Wach-Rhythmus fördern. Dieser Zeitpunkt gibt Ihrem Körper ausreichend Zeit, sich zu entspannen und zu beruhigen, bevor Sie sich für die Nacht hinlegen.

Überlegungen zum abendlichen Training: Abendliche körperliche Betätigung kann für manche von Vorteil sein; es ist jedoch wichtig, auf die Reaktionen Ihres Körpers zu achten. Anstrengende Übungen, die zu kurz vor dem Schlafengehen durchgeführt werden, können Ihr Nervensystem aktivieren und das Einschlafen erschweren.

Leichte Übungen vor dem Schlafengehen: Ruhige Aktivitäten wie Yoga oder Stretching am Abend können zur Muskelentspannung beitragen und Ihren Körper auf die Nachtruhe vorbereiten.

Bestimmen Sie Ihren idealen Trainingsplan

Um den Trainingsplan zu finden, der am besten zu Ihnen passt, ist es ratsam, persönliche Experimente mit unterschiedlichen Trainingszeiten durchzuführen. Berücksichtigen Sie bei der Festlegung Ihrer Routine Ihre eigenen Energieschwankungen, vorhandenen Schlafgewohnheiten und Vorlieben.

zu Übungen für Menschen mit chronischer Krankheit

Sport trotz chronischer Erkrankungen

Konsultieren Sie einen Arzt: Bevor Sie mit einem Trainingsprogramm beginnen, sollten Sie sich unbedingt von Ihrem Arzt beraten lassen, um Aktivitäten zu finden, die zu Ihrem Gesundheitszustand passen.

Beginnen Sie schrittweise: Beginnen Sie mit Übungen geringer Intensität und steigern Sie die Intensität schrittweise, wenn es Ihre Verfassung erlaubt.

Achten Sie auf die Signale Ihres Körpers: Achten Sie darauf, wie Ihr Körper auf das Training reagiert. Sollten sich Beschwerden oder Erschöpfung verstärken, ist es wichtig, die Intensität zu reduzieren oder die Trainingseinheit zu verkürzen.

Passen Sie Ihr Programm an: Passen Sie Ihr Training Ihren körperlichen Fähigkeiten an. Wenn Sie beispielsweise Probleme beim Stehen haben, sollten Sie Übungen im Sitzen oder Wassertraining in Betracht ziehen.

Trainingsalternativen für chronische Gesundheitsprobleme

Gelenkschonende Aktivitäten: Entscheiden Sie sich für Übungen wie Schwimmen, Gehen oder Radfahren, die die Gelenke schonen.

Widerstandstraining: Muskelaufbau kann bei der Linderung von Beschwerden helfen und die allgemeine Funktionalität steigern. Entscheiden Sie sich für

Krafttrainingsaktivitäten, die unnötige Belastungen des Körpers minimieren.

Ganzheitliche Bewegungsübungen: Nehmen Sie an Aktivitäten wie Yoga, Tai Chi oder Pilates teil, die sowohl körperliche Übungen als auch geistige Konzentration beinhalten und möglicherweise Menschen mit chronischen Leiden zugutekommen.

Das Ziel besteht darin, Übungen auszuwählen, die Ihnen Spaß machen und die Sie regelmäßig durchführen können, ohne Ihre gesundheitlichen Probleme zu verschlimmern.

Medizinische Behandlungen und Therapien
Frei verkäufliche Schlafmittel

Nutzen und Risiken

Nicht verschreibungspflichtige Schlafmittel dienen als vorübergehende Abhilfe bei sporadischen Schlafstörungen. Sie können Linderung verschaffen, es ist jedoch wichtig, ihre Vorteile und möglichen Nachteile zu kennen.

Vorteile von rezeptfreien Schlafmitteln

- Vorübergehende Hilfe: Nicht verschreibungspflichtige Schlafmittel können bei gelegentlichen Anfällen von Schlaflosigkeit hilfreich sein, da sie zu einem schnelleren Einschlafen und einem gleichmäßigeren Schlaf beitragen.

- Zugänglichkeit: Diese Hilfsmittel sind rezeptfrei erhältlich, ein ärztliches Rezept ist nicht erforderlich.

Risiken und Überlegungen

- Abhängigkeit: Eine zunehmende Abhängigkeit von rezeptfreien Schlafmitteln kann zu einer Abhängigkeit führen und die Fähigkeit, ohne sie zu schlafen, beeinträchtigen.

- Anhaltende Schläfrigkeit: Bestimmte rezeptfreie Schlafmittel können am nächsten Tag zu Schläfrigkeit führen, die die täglichen Aktivitäten beeinträchtigen kann.

- Begrenzte Wirksamkeit: Bei anhaltender Schlaflosigkeit bieten rezeptfreie Schlafmittel möglicherweise keine dauerhafte Lösung.

- Wechselwirkungen mit anderen Arzneimitteln: Bei rezeptfreien Schlafmitteln kann es möglicherweise zu Wechselwirkungen mit anderen Medikamenten kommen. Bei Patienten mit Vorerkrankungen ist daher ein Gespräch mit einem Arzt erforderlich.

Nicht verschreibungspflichtige Schlafmittel können bei der Behandlung kurzzeitiger Schlaflosigkeit hilfreich sein, aber bei ihrer Anwendung ist unbedingt Vorsicht geboten und man muss sich ihrer möglichen Nebenwirkungen bewusst sein.

Effektive Nutzung von rezeptfreien Optionen

Es ist wichtig, die Anwendung rezeptfreier Schlafmittel mit Vorsicht zu genießen, um ihre Wirksamkeit sicherzustellen und das Risiko von Nebenwirkungen zu verringern.

Beheben Sie Ihre Schlafprobleme

Finden Sie das Problem heraus: Stellen Sie fest, ob Ihre Schlafprobleme Einschlafschwierigkeiten, Durchschlafschwierigkeiten oder frühes Aufwachen am Morgen umfassen. Diese Erkenntnisse helfen Ihnen bei der Auswahl des geeigneten rezeptfreien Schlafmittels.

- Intermittierende Anwendung: Verwenden Sie rezeptfreie Schlafmittel eher bei sporadischen Schlafproblemen als bei anhaltender Schlaflosigkeit.

- Suchen Sie ärztlichen Rat: Konsultieren Sie vor der Anwendung rezeptfreier Schlafmittel einen Arzt, wenn bei Ihnen bereits Erkrankungen vorliegen oder Sie andere Medikamente einnehmen.

Auswahl eines geeigneten rezeptfreien Schlafmittels

- Wirkstoffe untersuchen: OTC-Schlafmittel unterscheiden sich in ihren Wirkstoffen, wie beispielsweise Diphenhydramin, Melatonin oder Baldrianwurzel. Untersuchen Sie diese Substanzen, um eine zu finden, die Ihren Anforderungen entspricht.

- Halten Sie sich an die Dosierungsrichtlinien: Halten Sie sich an die Dosierungsanweisungen auf der Verpackung. Eine Überschreitung der empfohlenen Dosierung kann schädlich sein und das Risiko von Nebenwirkungen erhöhen.

- Vermeiden Sie Kombinationsprodukte: Vermeiden Sie die Verwendung von Produkten, die mehrere Schlafmittel kombinieren, da dies die Nebenwirkungen verstärken könnte.

Verbesserung der Vorteile rezeptfreier Schlafmittel

- Regelmäßiger Schlafrhythmus: Gewöhnen Sie sich einen gleichbleibenden Schlafrhythmus an, um die Wirksamkeit rezeptfreier Schlafmittel zu steigern.

- Optimieren Sie Ihre Schlafumgebung: Sorgen Sie dafür, dass Ihr Schlafbereich der Erholung förderlich ist und sich durch Dunkelheit, Ruhe und eine kühle Temperatur auszeichnet.

- Minimieren Sie die Bildschirmnutzung: Beschränken Sie die Nutzung elektronischer Geräte wie Smartphones, Tablets und Computer mindestens eine Stunde vor dem Schlafengehen, um Schlafstörungen durch blaues Licht zu vermeiden.

- Integrieren Sie Änderungen Ihres Lebensstils: Während Sie rezeptfreie Schlafmittel zur kurzfristigen Linderung verwenden, arbeiten Sie gleichzeitig daran, dauerhafte Schlafhygienegewohnheiten zu etablieren.

Verschreibungspflichtige Schlafmittel

Wann sollten verschreibungspflichtige Schlafmittel in Betracht gezogen werden?

Verschreibungspflichtige Schlafmittel können eine wirksame Behandlungsmethode gegen anhaltende Schlaflosigkeit sein, wenn alternative Strategien erfolglos sind. Dennoch muss ihre Anwendung umsichtig und unter Aufsicht eines Arztes erfolgen.

Wenn professionelle Hilfe notwendig ist

Anhaltende Schlaflosigkeit: Sollten Sie trotz der Umstellung Ihrer Gewohnheiten und dem Ausprobieren rezeptfreier Mittel über einen längeren Zeitraum unter Schlaflosigkeit leiden, sollten Sie den Rat eines Arztes einholen.

Starker Schlafmangel: Wenn Schlaflosigkeit Ihre täglichen Aktivitäten, Ihre berufliche Leistungsfähigkeit oder Ihre zwischenmenschlichen Kontakte erheblich beeinträchtigt, ist ein medizinischer Eingriff erforderlich.

Begleitende Gesundheitsprobleme: Ein Arzt kann bei der Ausarbeitung einer umfassenden Behandlungsstrategie behilflich sein, wenn die Schlaflosigkeit mit einem bestehenden Gesundheitsproblem zusammenhängt.

Psychische Probleme: Schlaflosigkeit kann ein Hinweis auf ein schwerwiegenderes psychisches Problem sein. Bei Selbstmordgedanken ist sofortige Hilfe unerlässlich.

Vorteile verschreibungspflichtiger Schlafmittel

- **Verbesserte Schlafqualität:** Diese Medikamente können das Einschlafen beschleunigen, die Schlafdauer verlängern und Störungen während der Nacht verringern.
- **Linderung anhaltender Schlaflosigkeit:** Verschreibungspflichtige Schlafmittel können Menschen mit chronischer Schlaflosigkeit erhebliche Erleichterung verschaffen und so ihre Lebensqualität verbessern.

Mögliche Nebenwirkungen und Risiken

Verschreibungspflichtige Schlafmittel können bei Schlaflosigkeit Linderung verschaffen, dennoch müssen die möglichen Nebenwirkungen und Gefahren berücksichtigt werden.

Typische Nebenwirkungen

- Tagesmüdigkeit: Eine häufige Nebenwirkung, die die täglichen Aktivitäten und die Aufmerksamkeit beeinträchtigen kann.

- Schwindel und Ohnmacht: Benutzer können Schwindel oder Ohnmacht verspüren, insbesondere beim Aufstehen aus der Bauchlage oder aus dem Sitzen.
- Beeinträchtigte motorische Fähigkeiten: Aufgrund der eingeschränkten Koordination und Stabilität besteht ein erhöhtes Sturzrisiko.
- Kognitive Störungen: Einige Schlafmittel können zu vorübergehenden Gedächtnisproblemen führen.

- Kopfschmerzen : Benutzer bestimmter Schlafmittel berichten häufig von Kopfschmerzen.
- Magen-Darm-Beschwerden: Es können Symptome wie Übelkeit, Verstopfung oder Durchfall auftreten.
- Abhängigkeit: Längerer Konsum dieser Medikamente kann zu Abhängigkeit und bei Absetzen des Medikaments zu Entzugserscheinungen führen.

Erhebliche Gefahren

- Suchtpotenzial: Bei manchen verschreibungspflichtigen Schlafmitteln besteht die Gefahr einer Abhängigkeit.

- Erhöhtes Sturzrisiko: Aufgrund der sedierenden Wirkung und der eingeschränkten Motorik besteht insbesondere bei älteren Menschen eine erhöhte Sturzgefahr.

- Wechselwirkungen mit anderen Medikamenten: Schlafmittel können Wechselwirkungen mit anderen Medikamenten haben. Daher ist es unbedingt erforderlich, dass Sie Ihrem Arzt alle derzeit eingenommenen Medikamente mitteilen.

Kurzfristige versus langfristige Nutzung

Die optimale Behandlungsdauer für verschreibungspflichtige Schlafmittel zu kennen, ist entscheidend, um deren Wirksamkeit zu steigern und potenzielle Gefahren zu mindern.

Kurze Verabreichung

Bei vorübergehenden Schlafstörungen, die beispielsweise durch Stress, Zeitzonenänderungen oder kurzzeitige Gesundheitsprobleme verursacht werden, können für einen kurzen Zeitraum Schlafmittel verschrieben werden.

Vorteile: Diese Medikamente können sofortige Linderung verschaffen und die zur Genesung notwendige Ruhe ermöglichen.

Risikomanagement: Durch die Verkürzung der Medikamenteneinnahmedauer wird die Entwicklung von Abhängigkeit und Toleranz verhindert.

Erweiterte Administration

Wenn sich anhaltende Schlaflosigkeit durch Änderungen des Lebensstils oder alternative Therapien nicht bessert, kann die langfristige Einnahme von Schlafmitteln erforderlich sein, allerdings unter strenger ärztlicher Aufsicht.

Mögliche Bedenken: Eine längere Nutzungsdauer erhöht die Wahrscheinlichkeit von Abhängigkeit, Toleranz und Nebenwirkungen.

Alternative Strategien: Zur nachhaltigen Behandlung langjähriger Schlafprobleme werden in der Regel Verhaltensänderungen, psychologische Eingriffe und andere nicht-pharmakologische Methoden empfohlen.

Bedenken Sie, dass Schlafmittel eher als vorübergehende Intervention und nicht als dauerhafte Lösung gedacht sind. Das Ziel besteht darin, sie zur kurzfristigen Linderung einzusetzen und gleichzeitig die Ursachen der Schlaflosigkeit zu bekämpfen.

Kognitive Verhaltenstherapie bei Schlaflosigkeit (CBT-I)

So funktioniert CBT-I

Die kognitive Verhaltenstherapie bei Schlaflosigkeit (CBT-I) ist eine etablierte nicht-pharmakologische Methode zur Behandlung von Schlaflosigkeit. Ziel ist es, schlafbezogene Gedanken und Handlungen zu verändern, um die Schlafqualität zu verbessern.

Beurteilung der Schlafgewohnheiten

Der Prozess der kognitiven Verhaltenstherapie (CBT-I) umfasst eine umfassende Analyse der Schlafgewohnheiten einer Person. Dazu gehört die Überwachung der Schlafgewohnheiten, die Erfassung der Einschlafzeit und die Erkennung der Aufwachzeiten. Durch diese Beurteilung können Therapeuten potenzielle Bereiche für Interventionen identifizieren.

Schlafbezogene Kognitionen ansprechen

CBT-I wurde entwickelt, um Personen dabei zu helfen, schädliche Überzeugungen und Wahrnehmungen über den Schlaf zu erkennen und zu ändern, die Angst und Schlaflosigkeit verursachen können. Durch die Annahme optimistischerer und realistischerer Ansichten kann man Ängste lindern, die den Schlaf beeinträchtigen.

Anpassung des Schlafverhaltens

CBT-I schlägt Anpassungen von Verhaltensweisen vor, die den Schlaf beeinflussen, wie zum Beispiel:

- Schaffen Sie eine schlaffördernde Umgebung und einen regelmäßigen Schlafrhythmus, um bessere Schlafgewohnheiten zu fördern.

- Implementierung einer Schlafkompression durch Verkürzung der im Bett verbrachten Zeit und dadurch Verbesserung der Schlafkonsolidierung.

- Durchführen einer Reizkontrolltherapie, bei der man im Bett auf anregende Aktivitäten wie Fernsehen oder Arbeiten verzichtet.

Vorteile von CBT-I für Patienten mit chronischer Krankheit

Für Menschen mit chronischen Erkrankungen kann die Bewältigung von Schlaflosigkeit eine besonders schwierige Aufgabe sein. Die kognitive Verhaltenstherapie bei Schlaflosigkeit (CBT-I) stellt eine spezielle Methode dar, um die komplexe Beziehung zwischen anhaltenden Gesundheitsproblemen und Schlafstörungen anzugehen.

Maßgeschneiderte Strategie für chronische Erkrankungen

Ein Hauptvorteil der kognitiven Verhaltenstherapie (CBT-I) für Menschen mit chronischen Krankheiten ist ihre Fähigkeit, auf die besonderen Hindernisse einzugehen, die mit ihrem Gesundheitszustand zusammenhängen. Die kognitive Verhaltenstherapie (CBT-I) berücksichtigt die verschiedenen Faktoren, die zur Schlaflosigkeit beitragen, und entwickelt individuelle Techniken zur Verbesserung des Schlafs.

Unterbrechung der wiederkehrenden Schleife

Der Zusammenhang zwischen chronischer Krankheit und Schlaflosigkeit führt oft zu einem Teufelskreis, in dem sich beide Leiden gegenseitig verschlimmern. CBT-I greift ein, indem es sowohl die psychischen als auch die physischen Aspekte des Problems berücksichtigt. Verbesserter Schlaf kann zu weniger Schmerzen, weniger Müdigkeit und zur Linderung anderer Symptome führen, die mit chronischen Krankheiten einhergehen.

Nachhaltige Vorteile

Im Gegensatz zu kurzfristigen Lösungen durch Medikamente konzentriert sich CBT-I auf die Etablierung dauerhafter Verhaltensänderungen. Es vermittelt den Patienten die Fähigkeit, ihre Schlafmuster zu regulieren und die Abhängigkeit von Schlafmitteln zu verringern, wodurch sie mehr Autonomie über ihre Schlafgesundheit erlangen.

81

Verbesserte Erholung kann die Lebensqualität von Menschen mit chronischen Krankheiten deutlich steigern. Durch die Verringerung von Erschöpfung, die Verbesserung der Stimmung und die Steigerung der Vitalität kann CBT-I Menschen dabei helfen, ihre gesundheitlichen Herausforderungen effektiver zu bewältigen und sich stärker am Alltagsleben zu beteiligen.

Andere Behandlungsmöglichkeiten

Programme zur Behandlung chronischer Schmerzen

Für Personen, die unter anhaltenden Schmerzen leiden, die ihren Schlaf beeinträchtigen, können spezielle Schmerzbehandlungsprogramme umfassende Pflege und Unterstützung bieten. Diese Programme integrieren in der Regel eine Reihe therapeutischer Interventionen, um sowohl die physischen als auch die psychischen Komponenten des Schmerzes zu behandeln.

Ein umfassender Ansatz zur Schmerzbehandlung

Programme zur Behandlung chronischer Schmerzen umfassen in der Regel ein Team aus verschiedenen Gesundheitsexperten, wie Schmerzärzten, Physiotherapeuten, Psychologen und anderen relevanten Fachkräften. Dieser kooperative Ansatz gewährleistet eine umfassende Behandlung Ihrer Schmerzprobleme.

Vorteile von Programmen zur Behandlung chronischer Schmerzen

Umfassende Behandlung: Diese Programme verfolgen eine umfassende Strategie zur Schmerzbehandlung und konzentrieren sich sowohl auf die physischen als auch auf die psychischen Aspekte der Gesundheit.

Erweiterte Funktionalität: Durch die Schmerzlinderung können diese Programme Ihnen dabei helfen, Ihre Autonomie wiederzuerlangen und sich stärker an alltäglichen Aktivitäten zu beteiligen.

Minimierte Medikamentenabhängigkeit: Viele Programme legen den Schwerpunkt auf Behandlungen, die keine Medikamente beinhalten, was dazu beitragen kann, den Bedarf an Schmerzmitteln zu verringern.

Unterstützung und Wissen: Diese Programme bieten eine fördernde Umgebung, in der Sie Techniken zur Schmerzbewältigung entdecken und mit Gleichgesinnten interagieren können, die mit ähnlichen Problemen zu kämpfen haben.

Elemente der Behandlung

Programme zur Behandlung chronischer Schmerzen umfassen im Allgemeinen:

> - Physiotherapie: Zielt auf die Verbesserung von Kraft, Flexibilität und allgemeiner Beweglichkeit ab.

> - Psychologische Interventionen: Einschließlich kognitiver Verhaltenstherapie (CBT) oder Entspannungsmethoden, um mit dem mit Schmerzen verbundenen Stress und der Angst fertig zu werden.

> Medikamente: Gegebenenfalls umsichtiger Einsatz von Medikamenten zur Schmerzlinderung.

> Aufklärung: Bietet Einblicke über Schmerzen, verschiedene Behandlungsmethoden und Selbsthilfetaktiken.

Selbsthilfegruppen

Für Menschen, die unter Schlaflosigkeit und chronischen Krankheiten leiden, kann der Austausch mit Gleichgesinnten, die ähnliche Probleme hatten, äußerst hilfreich sein. Unterstützungsnetzwerke bieten einen vertraulichen und förderlichen Raum, um Gefühle auszudrücken, persönliche Geschichten auszutauschen und Anpassungsmethoden zu diskutieren.

Unterstützungsnetzwerke fördern ein Gefühl von Gemeinschaft und Akzeptanz und geben Ihnen die Gewissheit, dass Sie Ihre Prüfungen nicht allein bewältigen müssen. Gespräche mit einfühlsamen Menschen können eine Quelle der Bestätigung und Kraft sein.

Vorteile von Support-Netzwerken

- Emotionale Verstärkung: Die Interaktion mit Gleichaltrigen, die Ihre Situation verstehen, kann Trost spenden und das Gefühl der Abgeschiedenheit verringern.

- Adaptive Techniken: Durch den Austausch adaptiver Techniken und das Sammeln von Erkenntnissen anderer können Sie innovative Ansätze zur Behandlung von Schlaflosigkeit und chronischen Erkrankungen entdecken.

- Wissensaustausch: Unterstützungsnetzwerke können als reichhaltige Informationsquelle zu Therapieoptionen, verfügbaren Ressourcen und Hilfsdiensten dienen.

- Verbesserte Entschlossenheit: Der Austausch mit Personen, die ähnliche Ziele verfolgen, kann Sie motivieren und anspornen, Ihr Gesundheitsmanagementprogramm einzuhalten.

Ein Support-Netzwerk finden

Unterstützungsnetzwerke sind über verschiedene Kanäle zugänglich, darunter medizinische Einrichtungen, lokale Community-Zentren und digitale Plattformen. Zahlreiche Organisationen, die sich auf chronische Krankheiten spezialisiert haben, bieten ebenfalls solche Gruppen an.

Komplementäre und alternative Therapien

Alternative und ergänzende Therapien (ACT) bieten ergänzende Methoden zur Behandlung von Schlaflosigkeit und chronischen Krankheiten. Diese Modalitäten legen den Schwerpunkt auf die allgemeine Gesundheit und können in die Standardbehandlung integriert werden.

ACT umfasst ein breites Spektrum an Techniken, wie zum Beispiel:

- Akupunktur: Dabei werden feine Nadeln gezielt im Körper platziert, um das Energiegleichgewicht wiederherzustellen.

- Pflanzliche Heilmittel: Hiermit ist die Verwendung von Pflanzenextrakten zur Behandlung gesundheitlicher Probleme gemeint.

- Aromatherapie: Bei dieser Technik werden aromatische Öle zur Verbesserung der Entspannung und Gesundheit eingesetzt.

- Massagetherapie: Bei dieser Praxis werden Körpergewebe manipuliert, um Beschwerden zu lindern und Ruhe zu fördern.

- Chiropraktische Behandlung: Diese Therapie zielt auf das Muskel-Skelett-System ab, um die allgemeine Gesundheit zu beeinflussen.

Vorteile von ACT

Stressabbau: Zahlreiche ACT-Modalitäten tragen zur Entspannung und Stressminderung bei und können sich positiv auf den Schlaf auswirken.

Schmerzlinderung: Techniken wie Akupunktur und Massage können bei der Behandlung anhaltender Schmerzen wirksam sein.

Fokus auf die ganze Person: ACT berücksichtigt normalerweise die ganze Person, einschließlich ihres physischen, mentalen und emotionalen Zustands.

Vorsichtsmaßnahmen und Ratschläge

Medizinische Beratung: Es ist wichtig, jede mögliche ACT mit Ihrem Arzt zu besprechen, um Konflikte mit bestehenden Behandlungen oder Medikamenten zu vermeiden.

Fachwissen des Praktikers: Die Qualifikationen der ACT-Anbieter können unterschiedlich sein. Es ist wichtig, die Praktiker gründlich zu prüfen und sich für diejenigen mit einem guten Ruf zu entscheiden.

Evidenzbasis: Obwohl einige ACT-Methoden ermutigende Ergebnisse gezeigt haben, ist ihre Wirksamkeit bei Schlaflosigkeit und chronischen Erkrankungen möglicherweise nur rar wissenschaftlich bestätigt.

Leben mit chronischer Krankheit und Schlaflosigkeit
Entwicklung eines Supportsystems

Familie und Freunde

Ihre Angehörigen und Begleiter können Ihnen im Umgang mit den komplexen Problemen einer chronischen Krankheit und Schlaflosigkeit eine wichtige Stütze sein. Ihre Zuneigung, ihr Einfühlungsvermögen und ihre praktische Unterstützung können entscheidend zur Verbesserung Ihrer Lebensqualität beitragen.

Wenn Sie Ihren Nächsten von Ihren Problemen erzählen, kann das Ihr Einsamkeitsgefühl lindern und Ihnen Trost spenden. Transparente Kommunikation ist für die Entwicklung eines soliden Unterstützungsnetzwerks unerlässlich.

Formulieren Sie Ihre Bedürfnisse: Es ist wichtig, dass Sie Ihren Mitmenschen Ihre Anforderungen und Grenzen klar mitteilen. Sie verstehen Ihre Erfahrungen möglicherweise nicht vollständig, daher sind Transparenz und Aufrichtigkeit von entscheidender Bedeutung.

Setzen Sie persönliche Grenzen: Es ist völlig in Ordnung, persönliche Grenzen zu setzen, um Ihre Energie zu schonen und Ihre Gesundheit zu bewahren. Stellen Sie sicher, dass Ihre Lieben Verständnis dafür haben, wenn Sie Einsamkeit brauchen oder sich besonders angespannt fühlen.

Heißen Sie Hilfe willkommen: Seien Sie offen dafür, Hilfe anzunehmen, wenn sie angeboten wird. Ob es sich um Hilfe bei einer Mahlzeit, den Transport zu einem Arzttermin oder einfach nur um ein offenes Ohr handelt, Hilfe anzunehmen kann sehr hilfreich sein.

Schätzen Sie die gemeinsame Zeit: Machen Sie es zu einer Priorität, bedeutungsvolle Momente mit Ihren Lieben zu genießen, auch wenn sie nur kurz sind. Bindungen und gemeinsame Aktivitäten können unglaublich ermutigend sein.

Einen starken Unterstützerkreis aufbauen

- ✓ Wählen Sie Ihren Kreis sorgfältig aus: Suchen Sie sich die Menschen aus, die Ihnen Unterstützung, Mitgefühl und ein offenes Ohr bieten.

- ✓ Informieren Sie Ihr Umfeld: Informieren Sie die Menschen in Ihrem Umfeld über Ihre chronische Erkrankung und Ihre Schlafprobleme. Durch ihr Wissen können sie Ihre Situation besser verstehen und Ihnen wirksamere Unterstützung bieten.

✓ Beziehen Sie Ihr Umfeld mit ein: Motivieren Sie Ihre Familie und Freunde, sich an Ihrer Pflege zu beteiligen, sei es durch Hilfe bei täglichen Aufgaben oder durch moralische Unterstützung.

Selbsthilfegruppen

Das digitale Zeitalter hat es einfacher gemacht, mit Menschen in Kontakt zu treten, die mit ähnlichen gesundheitlichen Problemen konfrontiert sind. Virtuelle Unterstützungsnetzwerke bieten eine nahtlose Möglichkeit zur Interaktion von zu Hause aus.

Community-basierte Versammlungen

Die Teilnahme an einer gemeindebasierten Selbsthilfegruppe, die auf Ihren spezifischen Gesundheitszustand oder Ihre Schlafstörung zugeschnitten ist, kann den Aufbau lokaler Kontakte fördern.

Unterstützungskreise für medizinische Einrichtungen

Von medizinischen Zentren veranstaltete Selbsthilfekreise können Sie mit Gesundheitsexperten und weiteren Ressourcen in Kontakt bringen.

Vorteile von Selbsthilfekreisen

➢ Emotionaler Trost

Gespräche mit einfühlsamen Gleichaltrigen können Trost und emotionale Unterstützung bieten.

➢ Aufschlussreiche Anleitung

Sammeln Sie Wissen zum Umgang mit Ihrer Erkrankung durch den Austausch von Erfahrungen zu Behandlungstaktiken, Therapieoptionen und hilfreichen Tools.

➢ Gemeinschaftsgefühl

Der Austausch mit Gleichgesinnten, die vor ähnlichen Hindernissen stehen, kann das Gefühl der Einsamkeit lindern.

➢ Inspirationsschub

Die Teilnahme an einer Fördergruppe kann Ihren Antrieb zur Kontrolle Ihres Gesundheitszustands und zur Verbesserung Ihrer Lebensqualität steigern.

Maximieren Sie die Vorteile des Support Circle

➢ Offene Kommunikation

Teilen Sie Ihre Reise und Ihre Gefühle in einem Raum ohne Kritik mit.

> ➢ Aufmerksames Engagement

Seien Sie für die Geschichten anderer da und bieten Sie Unterstützung an, wenn es angebracht ist.

> ➢ Persönliche Grenzen

Sorgen Sie für eine gesunde Balance zwischen Ihrer Teilnahme an der Gruppe und Ihren persönlichen Ansprüchen und Energien.

Professionelle Ressourcen

Obwohl Selbsthilfekreise hilfreich sein können, sollte bei Bedarf professionelle Hilfe in Anspruch genommen werden.

Online -Communitys

Mit dem Aufkommen des digitalen Zeitalters haben sich unsere Methoden zur Herstellung von Kontakten verändert und eine breite Palette von Online-Netzwerken zur gemeinschaftlichen Unterstützung geschaffen. Diese digitalen Foren dienen als Zufluchtsort für Menschen, die mit chronischen Krankheiten und Schlaflosigkeit zu kämpfen haben, und ermöglichen ihnen den Austausch von Geschichten, den Erwerb von Wissen und den Austausch mit Gleichgesinnten.

Digitale Foren bieten eine seltene Gelegenheit, mit Menschen auf der ganzen Welt in Kontakt zu treten, die vor ähnlichen Hindernissen stehen. In der Geborgenheit Ihres eigenen Zuhauses können Sie auf Ermutigung, Erkenntnisse und Motivation zugreifen.

Vorteile digitaler Foren

Rund-um-die-Uhr-Zugriff: Digitale Communities sind jederzeit zugänglich und bieten bei Bedarf kontinuierliche Unterstützung.

Datenschutz: In der Online-Umgebung können Menschen ihre Reisen oft einfacher teilen, wenn sie dies anonym tun können.

Vielfältige Einblicke: Der Kontakt mit einer vielfältigen Bevölkerung bietet ein breites Spektrum an Sichtweisen und Erfahrungen und bereichert Ihr Verständnis.

Wissensaustausch: Diese virtuellen Netzwerke sind eine Fundgrube an Daten zu Managementtechniken, Therapieoptionen und hilfreichen Tools.

So finden Sie Ihren digitalen Stamm

Websites für soziale Netzwerke: Zahlreiche soziale Plattformen bieten Gruppen, die auf bestimmte Gesundheitszustände und Schlafstörungen zugeschnitten sind.

Diskussionsforen: Plattformen wie Reddit und WebMD bieten Raum für den Austausch mit anderen, die mit ähnlichen gesundheitlichen Herausforderungen konfrontiert sind.

Spezielle Support-Sites: Es gibt zahlreiche Websites, die sich auf die Bereitstellung von Unterstützung und Informationen für Menschen mit chronischen Erkrankungen und Schlaflosigkeit konzentrieren.

Digitale Beziehungen pflegen

- ✓ Authentizität: Teilen Sie Ihre echten Erfahrungen und Gefühle.

- ✓ Engagement: Übernehmen Sie eine aktive Rolle, indem Sie sich an Gesprächen beteiligen, Ihr Wissen weitergeben und anderen Mitgliedern Unterstützung anbieten.

✓ Persönliche Grenzen: Priorisieren Sie Ihr geistiges Wohlbefinden, indem Sie die Zeit, die Sie online verbringen, verwalten und die notwendigen Ruhepausen einlegen.

Zeitmanagement und Energieeinsparung

Priorisierung von Aufgaben

Um die Anforderungen einer chronischen Krankheit zu erfüllen, müssen zahlreiche Aufgaben bei schwankenden Energiezuständen gekonnt gemanagt werden. Es ist wichtig, Prioritäten effektiv zu setzen, um ein Gefühl der Beherrschung aufrechtzuerhalten und ein Burnout zu vermeiden.

Energiemuster verstehen

✓ Energiephasen genau bestimmen: Überwachen Sie Ihre täglichen Energieschwankungen, um festzustellen, wann Sie am kräftigsten und aufmerksamsten sind.

✓ Energieintensive Aufgaben zuordnen: Ordnen Sie energieintensive Aufgaben Ihren ermittelten Intervallen mit hoher Produktivität zu.

✓ Planen Sie Energieflauten ein: Reservieren Sie leichtere Aufgaben oder Entspannung für Zeiten, in denen Ihre Energie nachlässt.

Strategische Aufgabenpriorisierung

✓ Aufgaben zusammenstellen: Dokumentieren Sie alle Zuständigkeiten, unabhängig von der Größe.

✓ Aufgaben sortieren: Ordnen Sie Verantwortlichkeiten in die Kategorien dringend, wichtig und weniger dringend.

✓ Gehen Sie die wichtigsten Prioritäten an: Kümmern Sie sich zuerst um die wichtigsten und zeitkritischsten Aufgaben.

✓ Segmentieren Sie intensive Aufgaben: Teilen Sie größere, einschüchternde Aufgaben in kleinere, machbare Schritte auf.

✓ Auslagern oder weglassen: Erwägen Sie, Verantwortung zu delegieren oder nicht unbedingt

notwendige Aufgaben zu verwerfen, um Energie zu
sparen.

Festlegung realisierbarer Ziele

- ✓ Überforderung vermeiden: Setzen Sie erreichbare
  Ziele, die im Einklang mit Ihrer
  Energieverfügbarkeit und Ihrer persönlichen
  Leistungsfähigkeit stehen.

- ✓ Erkennen Sie Fortschritte an: Feiern Sie den
  Abschluss von Aufgaben und feiern Sie auch
  kleinere Erfolge.

- ✓ Seien Sie anpassungsfähig: Seien Sie sich bewusst,
  dass sich Ihr Energieniveau ändern kann und Ihre
  Pläne deshalb angepasst werden müssen. Seien Sie
  darauf vorbereitet, Ihre Agenda entsprechend zu
  ändern.

Aufgaben in kleinere Schritte aufteilen

- ✓ Überforderung durch schrittweises Vorgehen
  bekämpfen: Das Aufteilen von Aufgaben in
  mundgerechte Stücke kann das Gefühl lindern, von
  Verantwortungen erdrückt zu werden.

✓ Verbesserte Konzentration: Indem Sie sich jeweils auf einzelne, überschaubare Abschnitte konzentrieren, können Sie Ihre Konzentration und Ihren Energieverbrauch optimieren.

✓ Gesteigerter Antrieb: Das Erreichen dieser Miniziele kann Ihren Antrieb steigern, indem es Ihnen ein Gefühl des Fortschritts vermittelt und Sie dem nächsten Ziel näherbringt.

✓ Adaptiver Arbeitsablauf: Diese Methode bietet die Flexibilität, Ihren Arbeitsablauf an das aktuelle Energieniveau und unvorhergesehene Rückschläge anzupassen.

Strategische Leitlinien

➤ Entwickeln Sie eine Liste mit umsetzbaren Schritten: Zerlegen Sie größere Ziele in kleinere, umsetzbare Schritte.

➤ Prioritäten ermitteln: Stellen Sie fest, welche Schritte entscheidend sind, und gehen Sie diese zuerst an.

➤ Legen Sie realisierbare Ziele fest: Verhindern Sie, dass Ihre Agenda zu einer Belastung wird, indem Sie sich vornehmen, eine Auswahl kleinerer

Aufgaben zu erledigen, anstatt zu versuchen, zu viel gleichzeitig zu erledigen.

➢ Erkennen Sie schrittweise Erfolge: Nehmen Sie sich Zeit, Ihre Fortschritte zu würdigen und den Abschluss jedes einzelnen Schritts zu feiern.

Energiespartechniken

Das Bewältigen von Höhen und Tiefen des Energieniveaus ist ein üblicher Aspekt bei der Behandlung einer chronischen Erkrankung. Strategien zur Energieeinsparung können Ihnen dabei helfen, Ihre Energie für wichtige Aufgaben und Vorhaben einzusetzen.

Betonung von Ruhe und Erholung

➢ Strukturierte Auszeiten: Integrieren Sie zur Erholung kurze Ruheintervalle in Ihren Tagesablauf.

➢ Strategisches Nickerchen: Machen Sie zur Erholung kurze Nickerchen, achten Sie jedoch darauf, dass diese Ihren Nachtschlaf nicht beeinträchtigen.

➤ Optimierung der Schlafqualität: Verbessern Sie die Schlafqualität, indem Sie eine erholungsfördernde Umgebung schaffen und einen regelmäßigen Schlafrhythmus einhalten.

Optimieren der Aufgabenausführung

✓ Aufgaben konsolidieren: Kombinieren Sie Aktivitäten mit ähnlichem Energiebedarf, um den Gesamtenergieverbrauch zu senken.

✓ Andere zur Hilfe ermächtigen: Holen Sie sich Unterstützung bei Aufgaben, die eine Herausforderung darstellen oder übermäßig anstrengend sind.

✓ Effektive Zeiteinteilung: Setzen Sie Zeitmanagementstrategien wie die Pomodoro-Technik ein, bei der konzentrierte Arbeitssitzungen mit kurzen Pausen unterbrochen werden, um die Energienutzung zu maximieren.

Förderung einer anregenden Umgebung

✓ Ergonomische Anordnung: Gestalten Sie Ihren Arbeitsbereich so, dass körperliche Beschwerden und Belastungen reduziert werden.

✓ Organisierte Wohnräume: Sorgen Sie für einen ordentlichen Raum, um Stress abzubauen und Energie zu sparen.

✓ Nutzung energiesparender Geräte: Entscheiden Sie sich für energieeffiziente Geräte, um den körperlichen Aufwand zu verringern.

Einbeziehung von Selbstpflegepraktiken

✓ Achtsamkeits- und Beruhigungstechniken: Beteiligen Sie sich an Aktivitäten wie Meditation, kontrollierter Atmung und Yoga, um Stress abzubauen und Energie zu sparen.

✓ Nährstoffreiche Essgewohnheiten: Nehmen Sie vollwertige Lebensmittel zu sich, die Ihnen konstant Energie liefern und die allgemeine Gesundheit verbessern.

✓ Konsequente körperliche Aktivität: Regelmäßige, leichte Übungen können paradoxerweise mit der Zeit das Energieniveau steigern.

Selbstfürsorge und Stressbewältigung

Bedeutung der Selbstpflege

Angesichts chronischer Erkrankungen und Schlafstörungen wird das eigene Wohlbefinden oft vernachlässigt. Dabei ist es ein entscheidender Bestandteil der allgemeinen Gesundheit. Sich um sich selbst zu kümmern ist kein Akt der Selbstgefälligkeit, sondern eine wichtige Maßnahme für das persönliche Wohlbefinden und die Verbesserung der Lebensqualität.

Die Bedeutung der Selbstfürsorge

- Revitalisieren und regenerieren: Selbstfürsorge wirkt wie ein Katalysator zur Revitalisierung Ihrer Energiereserven und gibt Ihnen die Kraft, die mit chronischen Leiden und Schlaflosigkeit verbundenen Komplexitäten zu bewältigen.

- Stressabbau: Die Durchführung von Selbstpflegeroutinen kann zu einer Stressreduzierung führen, was wiederum die Stimmung und das Schlafverhalten verbessern kann.

- Gestärkte Belastbarkeit: Wenn Sie der Selbstfürsorge Priorität einräumen, kann dies Ihre Fähigkeit stärken, Schwierigkeiten und Hindernissen standzuhalten und sich davon zu erholen.

> ➤ Verbesserte Lebenszufriedenheit: Sich um sich selbst zu kümmern kann zu einem gesteigerten Gefühl der Freude und Erfüllung im Leben führen.

Sich von Schuldgefühlen lösen

Menschen mit chronischen Krankheiten empfinden oft Reue, wenn sie Zeit für die Selbstpflege aufwenden. Es ist wichtig zu erkennen, dass Selbstpflege kein Luxus ist, sondern ein grundlegender Aspekt der Erhaltung Ihrer Gesundheit und Ihres Wohlbefindens. Wenn Sie in Ihre eigene Pflege investieren, sind Sie besser darauf vorbereitet, andere zu unterstützen und für sie zu sorgen.

Techniken zur Stressreduzierung

Stress kann die Symptome chronischer Erkrankungen verschlimmern und den Schlafrhythmus stören. Um die allgemeine Gesundheit zu verbessern, ist es wichtig, Stressbewältigungsstrategien in Ihren Alltag zu integrieren.

Die Bedeutung des Abwickelns

Der Einsatz von Methoden zur Stressbewältigung kann Körper und Geist beruhigen, was zu einem besseren Schlaf und einer Verringerung des Unwohlseins beiträgt.

- Achtsamkeit und Meditation: Die Ausübung dieser Übungen hilft dabei, sich ohne Kritik auf den gegenwärtigen Augenblick zu konzentrieren, Ängste abzubauen und einen Zustand der Ruhe zu fördern.

- Techniken zur Atemkontrolle: Das Ausführen einfacher Atemübungen kann Stress abbauen und die Sauerstoffversorgung des Körpers verbessern.

- Sequentielle Muskelentspannung: Dieser Ansatz erfordert die Anspannung und Entspannung verschiedener Muskelgruppen, um körperlichen Stress abzubauen.

- Yoga und Tai Chi: Bei diesen sanften Aktivitäten werden Körperhaltungen mit achtsamer Aufmerksamkeit kombiniert, was Entspannung und Gleichgewicht fördert.

- Engagement in der Natur: Zeit im Freien zu verbringen führt zu einem geringeren Stressniveau und einer verbesserten Gefühlslage.

- Beschäftigungen und Leidenschaften: Die Teilnahme an angenehmen Freizeitbeschäftigungen kann eine Ablenkung von Stressfaktoren bieten und ein Gefühl der Ruhe fördern.

Einen ruhigen Ort schaffen

- ✓ Beruhigende Akustik: Verwenden Sie ruhige Melodien, Naturgeräusche oder weißes Rauschen, um eine ruhige Umgebung zu schaffen.

- ✓ Aromatherapie: Die Verwendung ätherischer Öle wie Lavendel und Kamille kann zu einem entspannten Zustand beitragen.

- ✓ Warme Bäder oder Duschen: Die Wärme kann zur Muskelentspannung und Spannungsreduzierung beitragen.

Mit Schlafmangel fertig werden

Strategien für das Funktionieren am Tag

> ➢ Ressourcen mit Bedacht verteilen: Konzentrieren Sie sich auf wichtige Aufgaben und delegieren oder verschieben Sie weniger dringende Aufgaben.

> ➢ Effiziente Aufgabenabwicklung: Segmentieren Sie größere Projekte in kleinere, leichter erreichbare Aktionen, um die Vitalität zu bewahren.

> ➢ Konsequente körperliche Aktivität: Leichte Übungen können paradoxerweise mit der Zeit die Ausdauer steigern.

> ➢ Nährstoffaufnahme: Erhalten Sie Ihre Energie durch den Verzehr gesunder Mahlzeiten.

> ➢ Ausreichende Flüssigkeitszufuhr: Verhindern Sie eine Verschlimmerung der Müdigkeit, indem Sie täglich ausreichend Wasser trinken.

Navigieren im kognitiven Nebel

> ➢ Zwischendurch Ruhepausen: Integrieren Sie zur Erholung kurze Entspannungspausen in Ihren Zeitplan.

> Aufmerksamkeits- und Entspannungstechniken: Setzen Sie Achtsamkeit und Meditation ein, um Ihre Konzentration zu stärken.

> Mäßiger Konsum von Stimulanzien: Koffein kann zwar für einen schnellen Energieschub sorgen, übermäßiger Konsum kann jedoch zu einem anschließenden Energieabfall führen.

> Energetisierende Umgebung: Nutzen Sie helles Licht und frische Luft, um die Wachheit zu fördern.

Sicherheit hat Priorität

✓ Bedienen Sie kein Fahrzeug, wenn Sie schläfrig sind: Autofahren in einem Zustand extremer Müdigkeit ist gefährlich.

✓ Kurze erholsame Nickerchen: Machen Sie kurze Nickerchen, um Ihre Wachsamkeit wiederherzustellen und spätes Dösen zu vermeiden.

✓ Präventive Sicherheitsprotokolle: Implementieren Sie Schutzmaßnahmen zu Hause, beispielsweise durch die Verwendung von Nachtlichtern und die Gewährleistung einer sicheren Umgebung.

Sicherheitsvorkehrungen

Schlafmangel kann Ihre Fähigkeit beeinträchtigen, gute Entscheidungen zu treffen, schnell zu reagieren und klar zu denken. Wenn Sie nicht genug Schlaf bekommen, ist es äußerst wichtig, auf Ihre Sicherheit zu achten.

Sicherheit zu Hause

> ➤ Halten Sie Ordnung: Sorgen Sie dafür, dass Ihre Gehbereiche zu Hause frei von Dingen sind, über die Sie stolpern könnten.

> ➤ Ziehen Sie den Stecker: Wenn Sie Ihre Geräte nicht verwenden, ziehen Sie den Stecker, um das Brandrisiko zu verringern.

> ➤ Achtsamkeit im Umgang mit Medikamenten: Bewahren Sie Ihre Medikamente unter Verschluss auf und nehmen Sie sie immer genau so ein, wie der Arzt es Ihnen gesagt hat.

> ➤ Feuermelder: Testen Sie Ihre Rauchmelder regelmäßig und wissen Sie, wie Sie im Brandfall herauskommen.

Sicher unterwegs

> ➤ Fahren Sie nicht schläfrig: Fühlen Sie sich super müde? Setzen Sie sich nicht ans Steuer. Suchen Sie sich stattdessen einen sicheren Ort für eine Pause.

> ➤ Regelmäßige Pausen: Wenn Sie eine lange Fahrt unternehmen, halten Sie ab und zu an, um Ihren Geist wach zu halten.

> ➤ Koffeinkick: Ein Kaffee macht Sie vielleicht kurzzeitig wacher, aber bedenken Sie, dass dies keine langfristige Lösung ist.

Sicherheit am Arbeitsplatz

> ➤ Sprechen Sie darüber: Informieren Sie Ihren Chef, wenn Sie Schlafprobleme haben, damit Sie die notwendigen Maßnahmen zur Sicherheit ergreifen können.

> ➤ Treffen Sie eine kluge Wahl: Wenn Sie erschöpft sind, meiden Sie Jobs, die große Konzentration oder körperliche Arbeit erfordern.

> ➤ Arbeiten Sie an dem, was wichtig ist: Konzentrieren Sie sich auf die wichtigsten Aufgaben und überlassen Sie den Rest jemand anderem.

Tipps zur persönlichen Sicherheit

> ➤ Notfallinformationen: Behalten Sie die Nummern für Notfälle griffbereit.

> ➤ Gesundheitshinweise: Denken Sie darüber nach, etwas zu tragen, das darauf hinweist, dass Sie an einer Krankheit leiden.

> ➤ Abschließen: Sorgen Sie zu Ihrer Sicherheit dafür, dass Ihr Zuhause mit Alarmanlagen und Lichtern gut verschlossen ist.

Professionelle Hilfe suchen

Sollten Sie trotz verschiedener Selbsthilfetechniken feststellen, dass Ihre Schlaflosigkeit und chronischen Gesundheitsprobleme mit erheblichen Schlafstörungen weiterhin bestehen, sollten Sie unbedingt einen Arzt aufsuchen. Ein solcher Fachmann kann eine gründliche Untersuchung durchführen, alle zugrunde liegenden Probleme identifizieren und geeignete Behandlungsmöglichkeiten vorschlagen.

Indikationen für eine professionelle Intervention

Anhaltende Schlaflosigkeit: Anhaltende Schlafstörungen, die sich über einen längeren Zeitraum negativ auf Ihre täglichen Aktivitäten auswirken.

Starker Schlafmangel: Tiefe Müdigkeit, die Ihr tägliches Funktionieren stark beeinträchtigt.

Mögliche Gesundheitsstörungen: Ziehen Sie professionellen Rat in Betracht, wenn Sie glauben, dass Ihre Schlafstörungen auf eine Erkrankung zurückzuführen sein könnten.

Psychische Probleme: Schlaflosigkeit kann ein Hinweis auf ein tieferes psychisches Problem sein. Wenn Gedanken an Selbstverletzung auftreten, ist sofortige professionelle Hilfe erforderlich.

Zu berücksichtigende Gesundheitsdienstleister

- Allgemeinmediziner: Ihr Hausarzt kann Ihren allgemeinen Gesundheitszustand beurteilen und Sie an den richtigen Spezialisten überweisen.

- Schlafmedizin-Experte: Schlafmediziner können schlafbezogene Störungen erkennen und mögliche Behandlungen aufzeigen.

- Fachkraft für psychische Gesundheit: Psychologen oder Psychiater können die psychologischen

Aspekte von Schlaflosigkeit behandeln und therapeutische Unterstützung anbieten.

- Experte für Schmerzbehandlung: Menschen, deren Schlaf durch Schmerzen gestört wird, kann ein Spezialist auf diesem Gebiet bei der Kontrolle der Symptome helfen.

Gemeinsam mit einem Gesundheitsdienstleister können Sie eine maßgeschneiderte Behandlungsstrategie erarbeiten, die Ihren individuellen Anforderungen gerecht wird und möglicherweise einen Mix aus Arzneimitteln, therapeutischen Eingriffen, Änderungen des Lebensstils und anderen notwendigen Maßnahmen umfasst.

Abschluss

Die Bedeutung der Beständigkeit

Die Bewältigung der Komplexität chronischer Krankheiten und Schlaflosigkeit kann eine Achterbahnfahrt aus Höhen und Tiefen sein. Es ist entscheidend, diesen Weg mit Standhaftigkeit, Entschlossenheit und einem Schwerpunkt auf schrittweiser Verbesserung statt auf Fehlerfreiheit anzugehen.

Die Verbesserung des Schlafs und der Umgang mit chronischen Erkrankungen ist ein Prozess, der Zeit, Geduld und die Bereitschaft erfordert, neue Ansätze auszuprobieren. Die individuelle Reaktion auf Behandlungen kann unterschiedlich sein, daher kann es eine Weile dauern, bis Sie herausfinden, was für Sie wirksam ist. Bleiben Sie optimistisch, auch wenn der Fortschritt nicht sofort eintritt. Jeder kleine Schritt ist ein Schritt in die richtige Richtung.

Es ist wichtig, jeden Sieg, ob groß oder klein, anzuerkennen und sich darüber zu freuen. Ob es nun eine erholsame Nachtruhe nach vielen schlaflosen Nächten ist oder die Teilnahme an einer Aktivität, die einst zu schwierig war, diese Erfolge verdienen es, gefeiert zu werden.

Der Umgang mit chronischen Krankheiten und Schlafmangel kann Sie an Ihre Grenzen bringen, aber es ist wichtig, Hartnäckigkeit zu entwickeln. Indem Sie Ihre Bewältigungsfähigkeiten verbessern, Unterstützung suchen und der Selbstfürsorge Priorität einräumen, können Sie Ihre Fähigkeit stärken, Hindernisse zu überwinden.

Optimismus kann in schwierigen Zeiten ein großartiger Verbündeter sein. Der Glaube daran, dass alles besser werden kann, kann Sie dazu antreiben, Ihre Bemühungen fortzusetzen. Tauchen Sie in positive Stimmung ein und behalten Sie Ihre Ziele im Auge.

Dieses Buch kann als umfassender Leitfaden zum Verständnis und zur Bewältigung der Komplexität von Schlaflosigkeit und chronischen Krankheiten dienen. Es gibt eine Vielzahl von ergänzenden Hilfsmitteln, die Sie auf Ihrem persönlichen Weg zur Gesundheit unterstützen.

Ressourcen und zusätzliche Informationen

- Ärzte: Ihr Hausarzt oder ein medizinischer Experte kann Ihnen individuelle Empfehlungen und Therapiestrategien geben.
- Schlafexperten: Für eine detaillierte Beurteilung und Behandlung von schlafbezogenen Problemen sollten Sie einen Schlafexperten aufsuchen.
- Spezialisten für psychische Gesundheit: Psychologen und Berater stehen zur Verfügung, um mit den psychischen Herausforderungen fertig zu werden, die mit chronischen Erkrankungen und Schlaflosigkeit einhergehen.

- Schmerztherapeuten: Wenn chronische Schmerzen im Vordergrund stehen, kann eine Konsultation mit einem Schmerztherapeuten hilfreich sein.

Digitale Plattformen

Das Internet ist eine wahre Fundgrube an Informationen und Hilfsnetzwerken. Stöbern Sie durch Websites, Diskussionsforen und Selbsthilfegruppen zu chronischen Krankheiten und Schlafstörungen. Zahlreiche Einrichtungen bieten zuverlässige Daten und Hilfe.

Community-Ressourcen

Suchen Sie nach lokalen Gruppen, Wellness-Einrichtungen oder Gemeinschaftsinstitutionen, die Programme und Dienste für chronische Krankheiten und Schlafmanagement anbieten.

Die Suche nach besserem Schlaf und der Bewältigung chronischer Krankheiten ist ein kontinuierliches Unterfangen. Üben Sie sich in Geduld, erkennen Sie schrittweise Fortschritte an und bleiben Sie offen für weitere Hilfe, wenn nötig. Es ist wichtig, sich daran zu erinnern, dass Sie damit nicht allein sind; es gibt Ressourcen, die Sie bei Ihrem Streben nach besserer Gesundheit und Wohlbefinden unterstützen.

Indem Sie die Erkenntnisse aus diesem Buch mit Expertenratschlägen und zusätzlichem Material kombinieren, können Sie einen maßgeschneiderten Plan zur

Bekämpfung von Schlaflosigkeit und chronischen Gesundheitsproblemen erstellen.

Lass deine Gedanken fallen

Sehr geehrte Leserin, sehr geehrter Leser,

Vielen Dank, dass Sie sich auf die Reise durch die Seiten von „Ihr Körper, Ihre Regeln" begeben. Ihre Auseinandersetzung mit diesem Buch wird zutiefst geschätzt und Ihre Gedanken sind uns wichtig.

Wir laden Sie ein, uns Ihr Feedback mitzuteilen und eine Rezension zu hinterlassen, damit wir besser verstehen, wie dieses Buch bei Ihnen ankommt. Ihre Erkenntnisse können dazu beitragen, eine unterstützende Gemeinschaft für diejenigen aufzubauen, die ihren Weg des Triumphs und der Transformation beschreiten.

So hinterlassen Sie Ihr Feedback und Ihre Bewertung:

- Scannen Sie den unten angegebenen QR-Code mit der Kamera-App Ihres Smartphones oder einer QR-Code-Scanner-App.

- Nach dem Scannen werden Sie auf die Seite des Autors weitergeleitet.

- Scrollen Sie nach unten, um den Abschnitt zum Hinterlassen einer Bewertung zu finden.

Ihr Feedback ist von unschätzbarem Wert und wir freuen uns darauf, Ihre Meinung zu hören. Nehmen Sie sich als Zeichen unserer Wertschätzung einen Moment Zeit, um die Seite des Autors nach weiteren Werken zu durchsuchen, die Ihr Interesse wecken könnten. Ihre Unterstützung bedeutet uns die Welt.

Vielen Dank, dass Sie Teil dieser Lesergemeinschaft sind und uns auf unserem Weg zu mehr Selbstbestimmung und Resilienz begleiten.